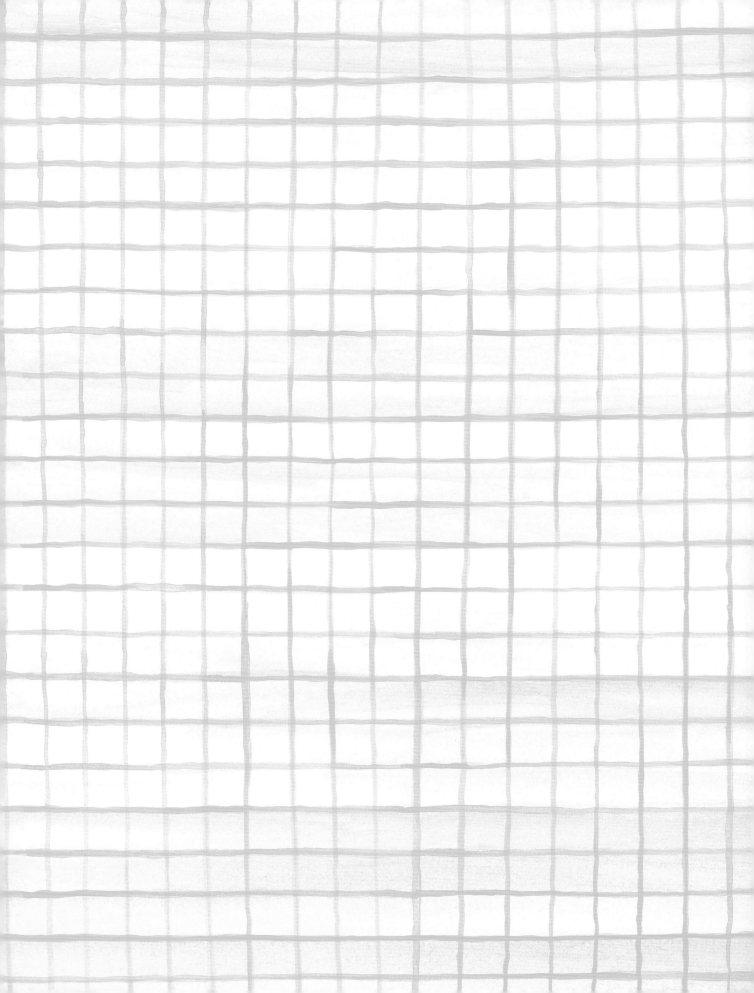

自信满满生活书

嘿！身体研究团

[韩] 全美敬 _ 著　　[韩] 洪基汉 _ 绘　　千太阳 _ 译

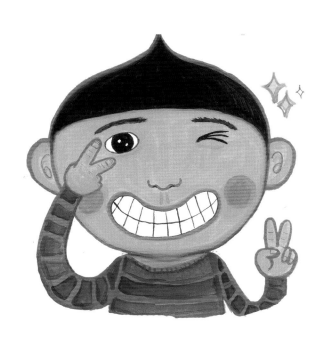

浙江科学技术出版社

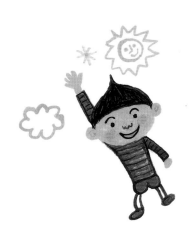

目录

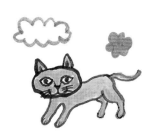
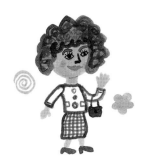
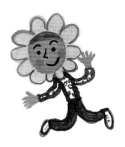

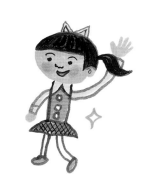

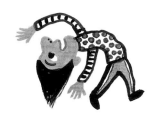

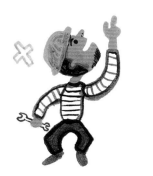

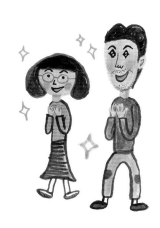

观察我们的身体

我们的身体可以分为头、胸、腹、手臂、腿等。身体背面还有背和臀等。我们的脸上有眼睛、鼻子、嘴巴、耳朵等。我们的手臂连着手，腿连着脚。身体表面是皮肤，皮肤上长着毛发。

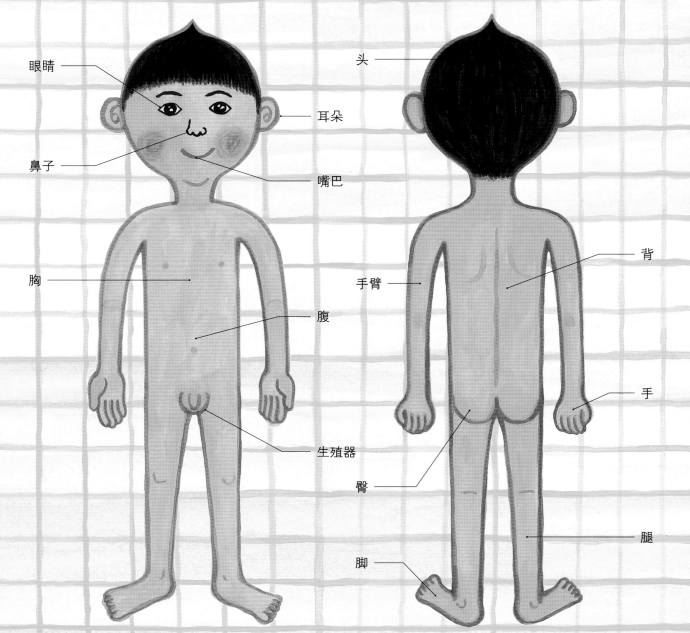

眼睛

耳朵

鼻子

嘴巴

胸

腹

生殖器

头

手臂

背

臀

手

脚

腿

我们的身体内部有骨头、肌肉及内脏。

我们的头里面有大脑。

它们都是我们人类生存和生活必不可少的组成部分。

那么，我们每天都在干什么呢？

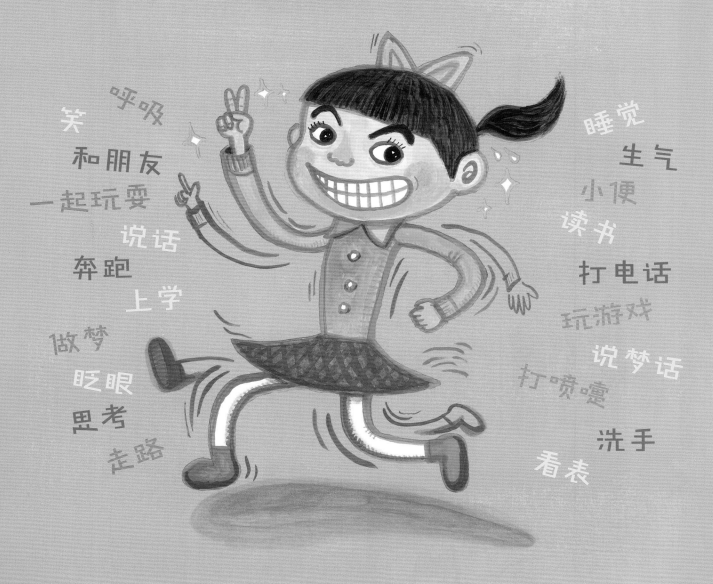

笑　呼吸　睡觉

和朋友　生气

一起玩耍　小便

说话　读书

奔跑　打电话

上学　玩游戏

做梦　说梦话

眨眼　打喷嚏

思考　洗手

走路　看表

我们的身体每天都在干什么呢？

有时，它看起来好像什么都没做。

但事实上，我们一直在呼吸，心脏也一直在跳动。

哪怕睡觉的时候，我们的身体也没闲着。

无论我们知不知晓，身体总是认真地、默默地工作着。

我们和我们的身体

你好，我们是身体研究团，主要负责研究身体的喜好。

不过，身体喜欢的事情很可能与我们喜欢的事情不一样。

我们喜欢吃水果，我们的身体也喜欢吃水果。因为水果有益于身体健康。

手脏的时候，嫌麻烦的我们会直接用衣服擦手，但是我们的身体却希望我们能用肥皂把手洗干净。因为如果手没有洗干净，我们的身体就可能会生病。其实，对身体有益的事情对我们也有益。

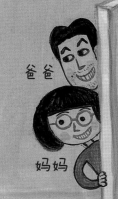

爸爸

妈妈

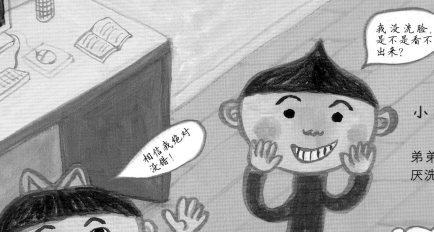

小哲

团员，小英的弟弟，二年级，讨厌洗漱。

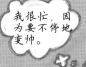

小英

团长，三年级，懂得多，喜欢吃的东西也多。

金桐

团员，长得帅，仪表堂堂，七岁，按照人类年龄来算已是大叔。

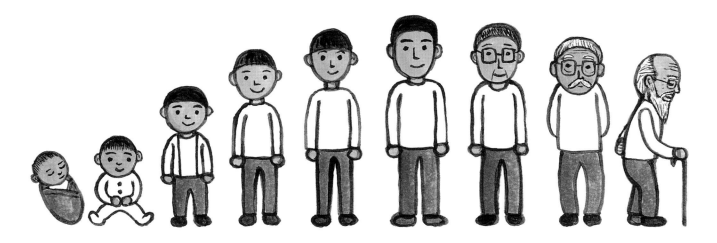

我们在不停地成长。

我们虽然比婴儿个子高、力气大，但相比大人来说，还很弱小。因为要不断地成长，所以我们的身体非常忙碌。身体如此辛苦，那我们可以为它做些什么呢？

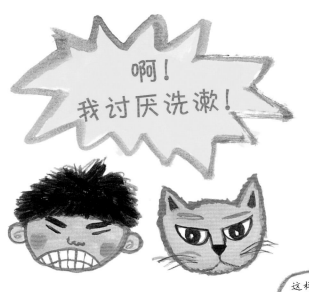

啊！
我讨厌洗漱！

太多了！

好好吃饭、好好大便、好好睡觉等都是我们可以为身体做的事情。其中，需要我们特别注意的一项是洗漱。

当然，不少小朋友都讨厌洗漱。但是我们要相信身体研究团，因为他们会研究出让人愉快地接受身体喜好的方法。让我们拭目以待吧！

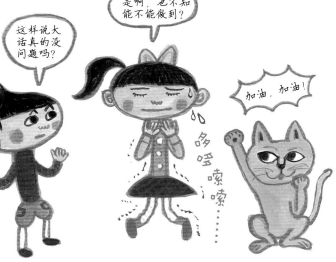

这样说大话真的没问题吗？

是啊，也不知能不能做到？

加油，加油！

哆哆嗦嗦……

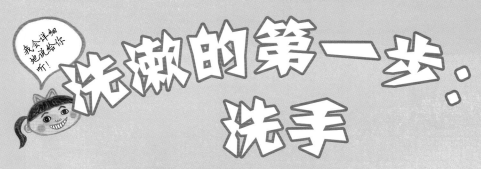

洗漱的第一步：洗手

我们的手上沾着很多肉眼看不到的细菌。如果这些细菌通过口腔进入身体，我们就可能会生病。勤洗手可以有效预防疾病，也可以避免将疾病传染给别人。

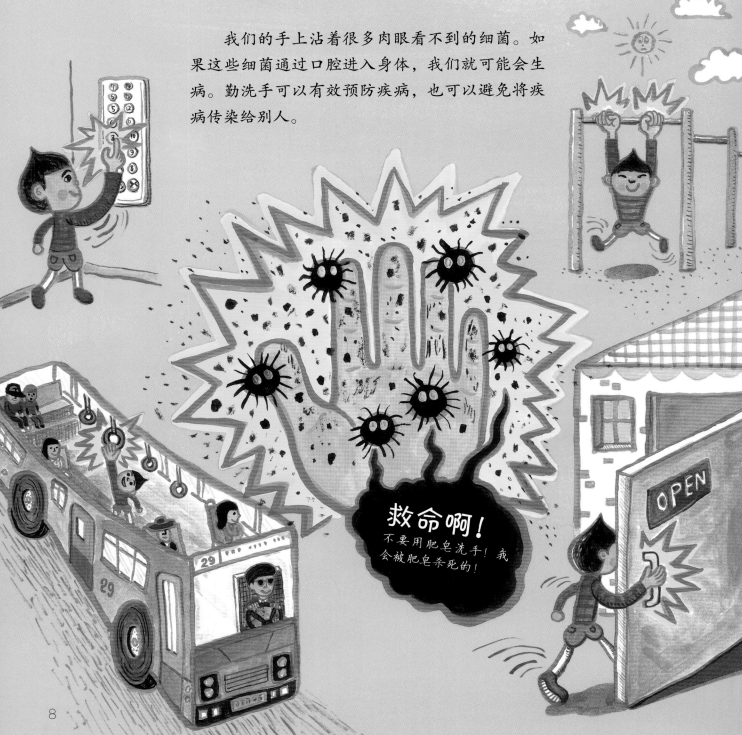

大家都学过洗手的方法吧?

下面我们就来看看小哲是如何洗手的。

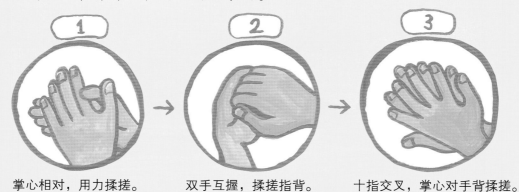

①	②	③
掌心相对,用力揉搓。	双手互握,揉搓指背。	十指交叉,掌心对手背揉搓。

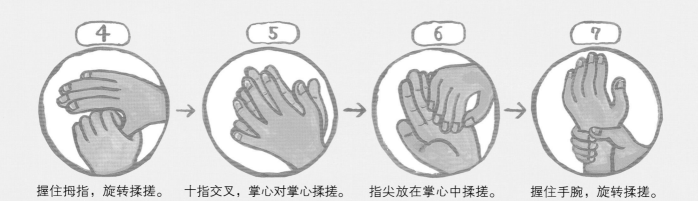

④	⑤	⑥	⑦
握住拇指,旋转揉搓。	十指交叉,掌心对掌心揉搓。	指尖放在掌心中揉搓。	握住手腕,旋转揉搓。

当然,洗手时并不一定要按照上面的方法来洗,关键是要将所有地方都洗干净。

尤其是指缝和指甲缝,这两处最容易被忽略,所以要多加留意。

▷ 洗手前需要做的准备 ◁

✵ 挽起衣袖

✵ 准备干净的毛巾

　　　　小哲,你怎么用衣服擦手啊?这样你的手不就白洗了吗?要知道衣服上也沾着很多灰尘和细菌!

为啥不早告诉我……

啧啧啧……

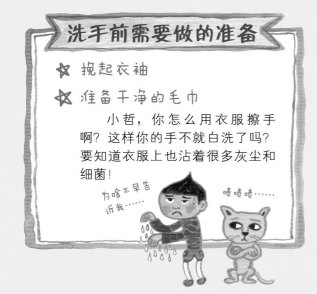

▷ 什么时候必须洗手 ◁

✵ 从外面回家后

　　手上说不定沾着很多脏东西。

✵ 做饭或吃饭前

　　毕竟是要吃进肚子里的东西,自然是越干净越好。

✵ 大小便后

　　大小便里有很多细菌,这些细菌会透过卫生纸沾在手上。

脚，你们今天辛苦了

很多动物有四只脚，但人类只有两只脚。
整个身体只靠两只脚撑着，可见两只脚的负担有多沉重。
而且，脚还被关在鞋子和袜子里，所以会出很多汗。
脚出汗之后，如果脚部空气不流通，脚就有可能发臭，
说不定我们还会因此患上皮肤病。
因此，冬天我们要用温水洗脚，而夏天则要用凉水洗脚！
此外，我们必须经常按摩脚，并让它们保持清洁。

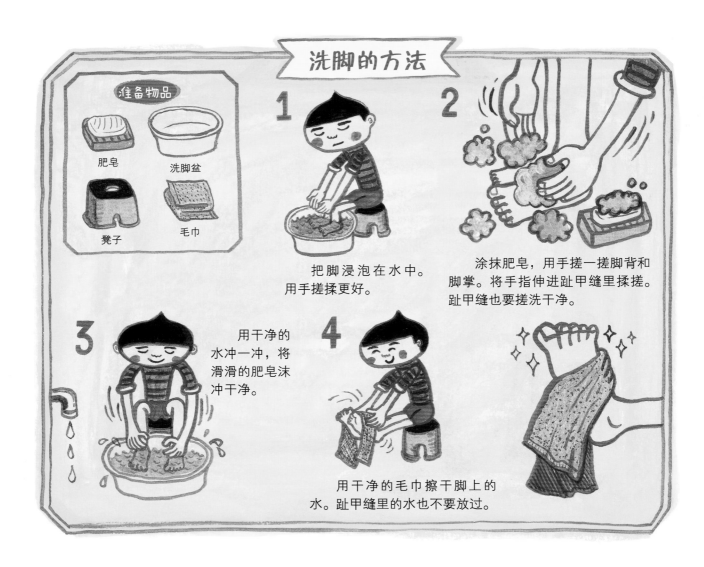

洗脚的方法

准备物品

肥皂　　洗脚盆

凳子　　毛巾

1 把脚浸泡在水中。用手搓揉更好。

2 涂抹肥皂，用手搓一搓脚背和脚掌。将手指伸进趾甲缝里揉搓。趾甲缝也要搓洗干净。

3 用干净的水冲一冲，将滑滑的肥皂沫冲干净。

4 用干净的毛巾擦干脚上的水。趾甲缝里的水也不要放过。

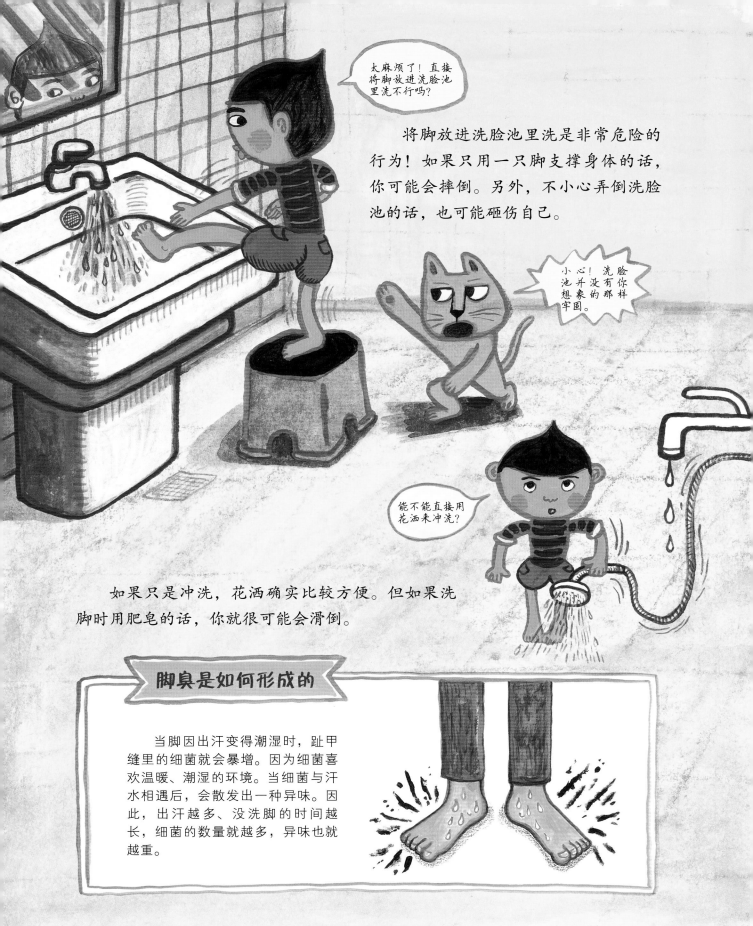

将脚放进洗脸池里洗是非常危险的行为！如果只用一只脚支撑身体的话，你可能会摔倒。另外，不小心弄倒洗脸池的话，也可能砸伤自己。

如果只是冲洗，花洒确实比较方便。但如果洗脚时用肥皂的话，你就很可能会滑倒。

脚臭是如何形成的

当脚因出汗变得潮湿时，趾甲缝里的细菌就会暴增。因为细菌喜欢温暖、潮湿的环境。当细菌与汗水相遇后，会散发出一种异味。因此，出汗越多、没洗脚的时间越长，细菌的数量就越多，异味也就越重。

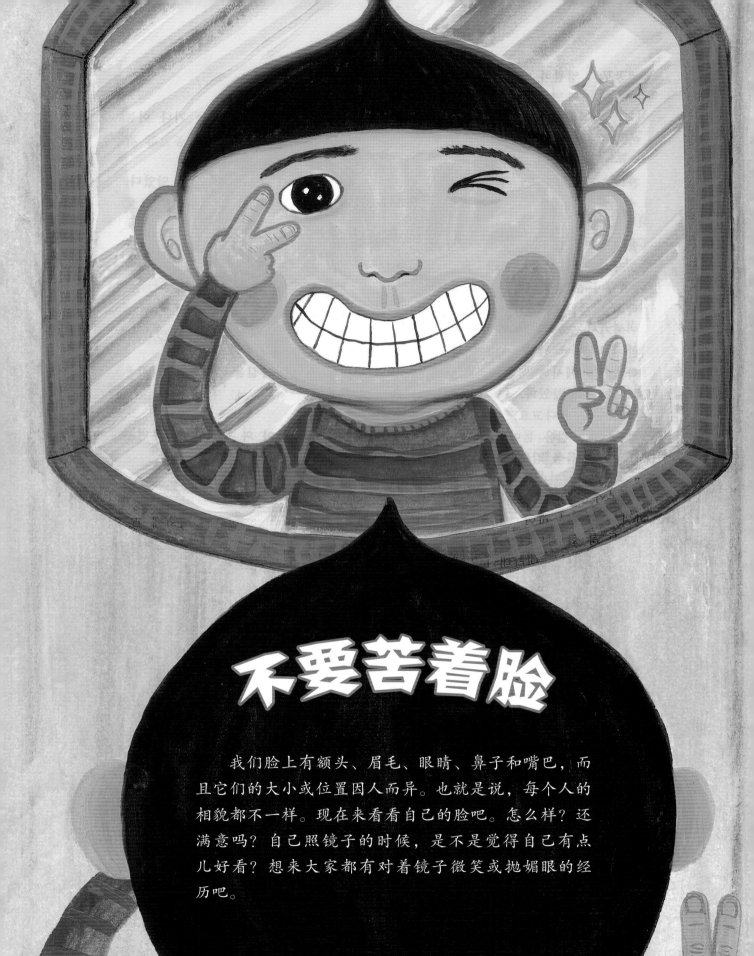

不要苦着脸

　　我们脸上有额头、眉毛、眼睛、鼻子和嘴巴，而且它们的大小或位置因人而异。也就是说，每个人的相貌都不一样。现在来看看自己的脸吧。怎么样？还满意吗？自己照镜子的时候，是不是觉得自己有点儿好看？想来大家都有对着镜子微笑或抛媚眼的经历吧。

我们来玩表情包游戏吧

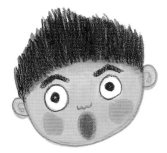

眼睛瞪得圆溜溜的，
装出惊讶的样子。

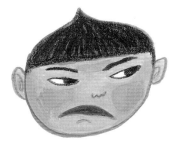

眼睛眯得细长，轻蔑地斜视。

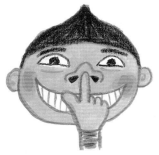

用手指顶起鼻子，
做出搞笑的样子。

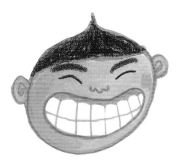

露出牙龈大笑。

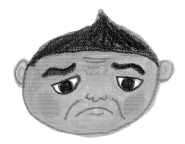

皱着眉头，装出
愁眉苦脸的样子。

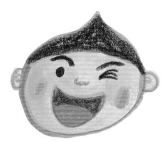

眨一只眼睛，做出
抛媚眼的动作。

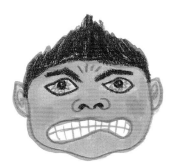

瞪大眼睛，怒目而视。

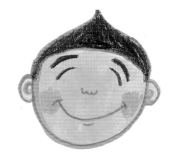

眯着眼睛微笑。

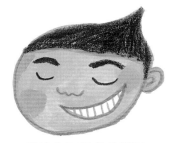

装出自己很帅的样子。

人的相貌都是天生的，但表情可以由自己控制。你可以对着镜子做出各种表情，然后选出一些满意的进行练习。你觉得做什么表情时心情最舒畅？

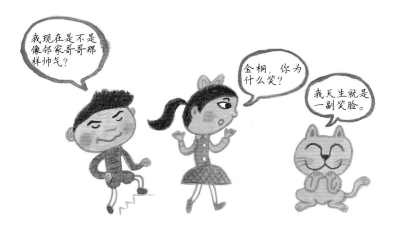

我现在是不是像邻家哥哥那样帅气？

金桐，你为什么笑？

我天生就是一副笑脸。

13

正确的洗脸方法

你知道人的脸什么时候最好看吗？答案是刚刚洗完脸的时候。可是光洗脸部，真的能称为洗脸吗？

真正的洗脸应该连耳朵和脖子都一起洗干净。接下来，让我仔细地告诉你怎样洗才是真正的洗脸吧。过程很详细，你可不要抱怨我太啰唆哦。不过，只要跟着我做一遍，相信你一定能受益终身。

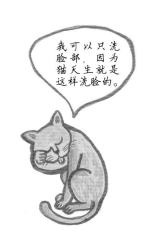

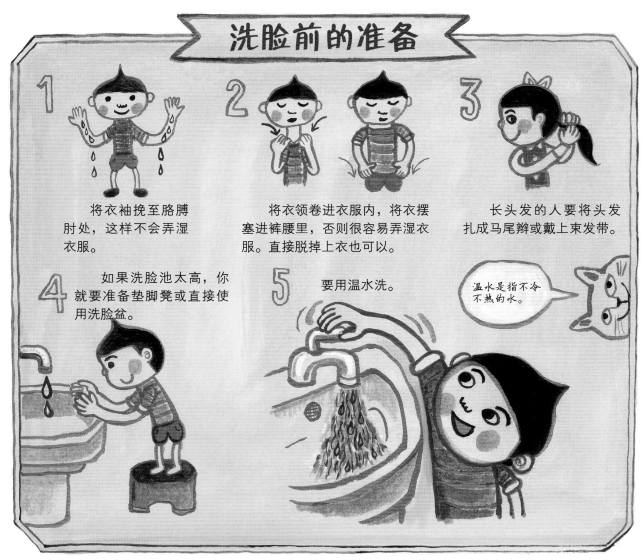

洗脸前的准备

1 将衣袖挽至胳膊肘处，这样不会弄湿衣服。

2 将衣领卷进衣服内，将衣摆塞进裤腰里，否则很容易弄湿衣服。直接脱掉上衣也可以。

3 长头发的人要将头发扎成马尾辫或戴上束发带。

4 如果洗脸池太高，你就要准备垫脚凳或直接使用洗脸盆。

5 要用温水洗。

开始洗脸

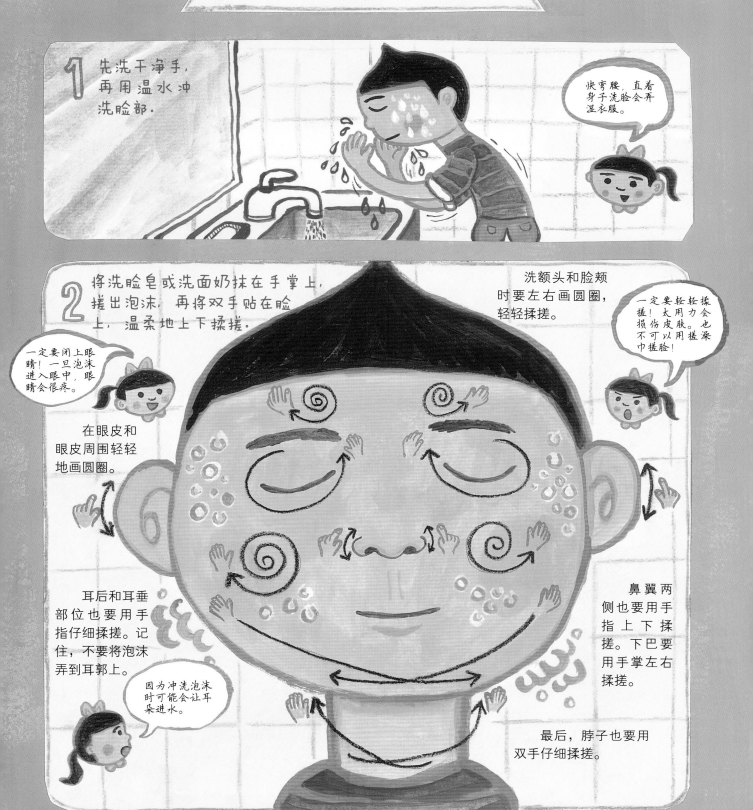

1 先洗干净手，再用温水冲洗脸部。

快弯腰，直着身子洗脸会弄湿衣服。

2 将洗脸皂或洗面奶抹在手掌上，搓出泡沫，再将双手贴在脸上，温柔地上下揉搓。

洗额头和脸颊时要左右画圆圈，轻轻揉搓。

一定要轻轻揉搓！太用力会损伤皮肤。也不可以用搓澡巾搓脸！

一定要闭上眼睛！一旦泡沫进入眼中，眼睛会很疼。

在眼皮和眼皮周围轻轻地画圆圈。

耳后和耳垂部位也要用手指仔细揉搓。记住，不要将泡沫弄到耳郭上。

因为冲洗泡沫时可能会让耳朵进水。

鼻翼两侧也要用手指上下揉搓。下巴要用手掌左右揉搓。

最后，脖子也要用双手仔细揉搓。

15

3 开始冲洗，现在还不可以睁眼。

弯腰，用双手捧起水，一边往脸上泼，一边用手掌揉搓。至少冲洗十遍，这样脸上的泡沫才能被冲洗干净。

脸的周边还残留着泡沫。弄湿手，再抹一抹额头上的泡沫。重复这个过程至脸不再滑滑的。

眼屎也要清除干净。闭上眼睛并用手指轻轻揉一揉，黄色的眼屎就会被揉出来。

眼屎被水浸泡得像鼻涕一样。

鼻子和脸颊相接的地方也要用手轻轻搓洗。另外，别忘了擤一下鼻涕。

现在可以睁眼了。

耳郭内要用干净的手指掏几次。耳后和耳垂也要用湿手搓几次。

千万不要将手指塞进耳孔里！否则可能会让耳朵进水。

接下来是下巴。
左手和右手轮番从耳根搓到下巴处。

既然已经洗到下巴了，自然就不能放过脖子！右手和左手轮番从后向前搓洗。怎么样？是不是很简单？

擤鼻涕的方法

擤鼻涕时每次都要先堵住一个鼻孔，再用另一个鼻孔去擤。堵住右边的鼻孔，用左边的鼻孔"哼"一下；堵住左边的鼻孔，用右边的鼻孔"哼"一下！如果同时用两边的鼻孔"哼"，可能会让鼻涕倒灌进耳朵里。

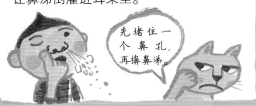

先堵住一个鼻孔，再擤鼻涕。

左，右，左，右

左，右，左，右

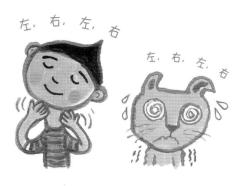

最后，用干净的水再冲洗一遍。

定下冲洗的顺序

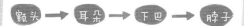

额头 → 耳朵 → 下巴 → 脖子

冲洗的时候要按照从上往下的顺序，因为水是从上往下流的。如果从下面开始冲洗，那么上面的泡沫水就会流下来，我们就需要不断地重新冲洗下面。

4 不，不，现在还没有结束。最后，我们还得擦干脸上的水。

擦脸时，我们要将毛巾轻轻地按在脸上，而不是用毛巾使劲搓。因为被水浸泡后，皮肤变得非常脆弱。

啪啪　　　　　　　啪啪

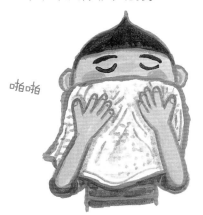

洗完脸后，我们的脸通常会有一种紧绷感，这是因为皮肤上的油脂被洗掉了，这时我们可以涂抹一点儿儿童保湿乳液。此外，如果发现嘴唇起皮，我们可以涂抹一点儿护唇膏。嘴唇上的皮非常薄，因此嘴唇干燥时也很容易起皮。

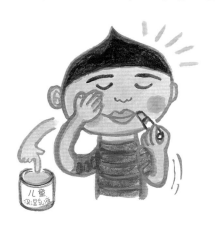

儿童保湿乳液

可不可以用化妆品

大人们都说，这个年龄段的我们即使不化妆也是很漂亮的。可是如果能抹上妈妈的口红，我们会变得更漂亮。就算如此，即便商店里有儿童化妆品，我们也最好不要购买。因为它们可能会损害我们的皮肤。这就是大人们反对我们化妆的原因。化妆品对大人们的皮肤都能造成危害，何况我们这些孩子脆弱的皮肤，其危害就更大了。如果你真的很想化妆，那最好还是拜托大人，让他们给你购买一些相对温和的化妆品吧。不过，大人们很可能会呵斥你，因此你需要想好为什么要化妆，再将你的原因讲给大人们听。

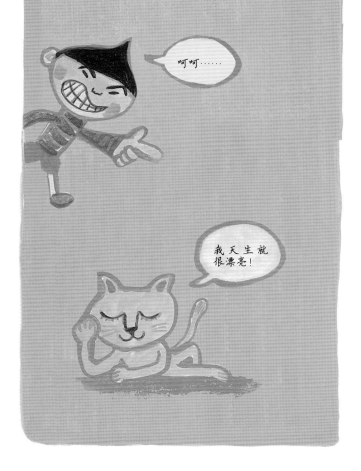

呵呵……

我天生就很漂亮！

眼睛负责看

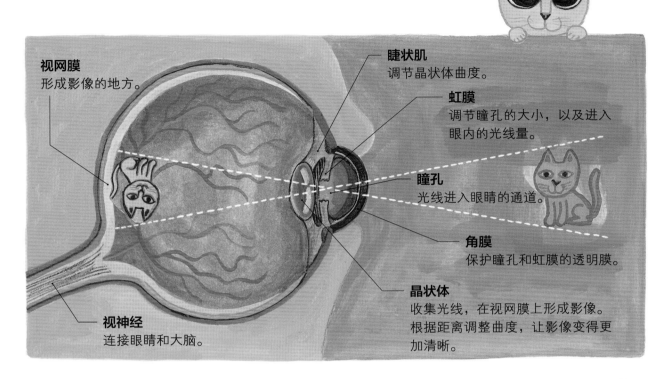

视网膜
形成影像的地方。

睫状肌
调节晶状体曲度。

虹膜
调节瞳孔的大小，以及进入眼内的光线量。

瞳孔
光线进入眼睛的通道。

角膜
保护瞳孔和虹膜的透明膜。

晶状体
收集光线，在视网膜上形成影像。根据距离调整曲度，让影像变得更加清晰。

视神经
连接眼睛和大脑。

据说，生活在草原上的游牧人的视力要比生活在城市里的人的视力好。因为草原上没有遮挡视线的高楼大厦，而且空气也更加干净，所以游牧人在平时就能够望到更远的地方。这说明环境的好坏会对人的视力造成很大的影响。怪不得大人们经常对我们唠叨：

"你这样眼睛会瞎掉的！"

那么，就让我们来了解一下怎样才能保护好视力吧。

保护眼睛的四剑客

眼皮：察觉到异物要进入眼中，就会马上闭上。
眉毛：阻挡汗水或雨水进入眼中。
睫毛：提前察觉到灰尘要进入眼中，让眼睛赶紧闭上。
眼泪：杀死眼中的细菌，清除灰尘。

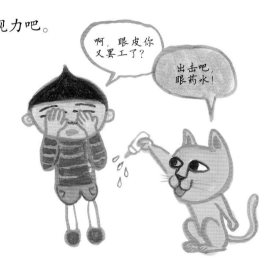

我们该如何帮助眼睛

第一，不要用手摸眼睛。

手上带有很多细菌。如果这些细菌进入眼中，就会造成眼疾。

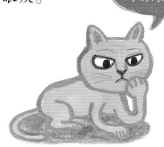

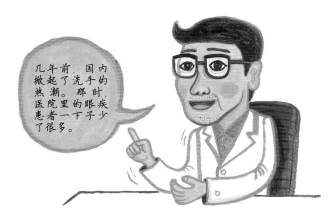

几年前，国内掀起了洗手的热潮。那时，医院里的眼疾患者一下子少了很多。

果然又是脏手的问题。

是啊是啊，我知道要完成某些事情完全可以用其他东西来代替手。

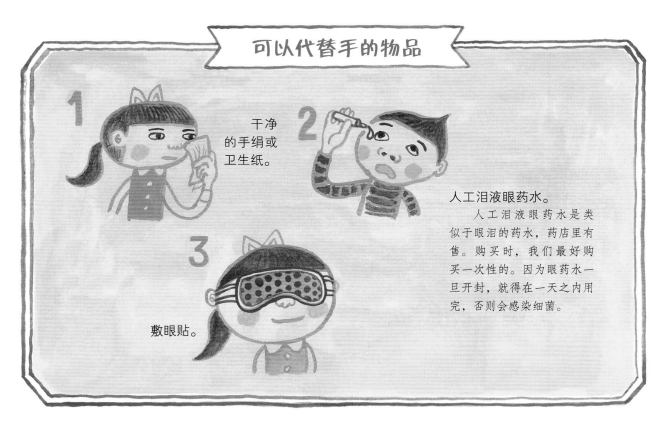

可以代替手的物品

1 干净的手绢或卫生纸。

2 人工泪液眼药水。

人工泪液眼药水是类似于眼泪的药水，药店里有售。购买时，我们最好购买一次性的。因为眼药水一旦开封，就得在一天之内用完，否则会感染细菌。

3 敷眼贴。

想摸眼睛的时候要这样

清除眼屎时

可以使用干净的手绢或卫生纸。如果眼屎太干，你可以先将手绢或卫生纸弄湿，然后擦掉眼屎。

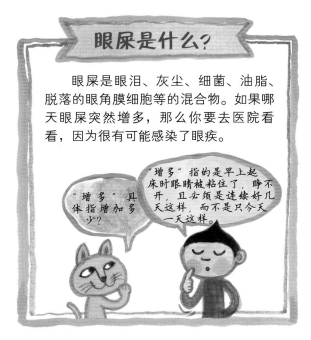

眼屎是什么？

眼屎是眼泪、灰尘、细菌、油脂、脱落的眼角膜细胞等的混合物。如果哪天眼屎突然增多，那么你要去医院看看，因为很有可能感染了眼疾。

"增多"具体指增加多少？

"增多"指的是早上起床时眼睛被粘住了，睁不开，且必须是连续好几天这样，而不是只今天一天这样。

眼睛发痒时

眼睛发痒时，用手揉搓可能会对眼角膜造成伤害。可以先闭上眼睛等一会儿，说不定眼睛会分泌出眼泪。什么？没有眼泪？那可以使用眼药水清洗眼睛。

另外，也可以用冰过的敷眼贴敷眼。

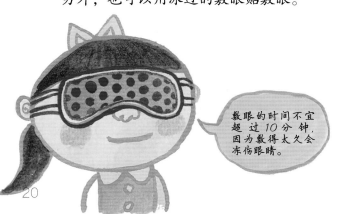

敷眼的时间不宜超过10分钟，因为敷得太久会冻伤眼睛。

眉毛进入眼中时

眉毛如果不慎进入眼中，通常会自行排出来，但是在它排出来之前，你如果感觉眼睛疼，就要及时处理。你可以用眼泪或人工泪液眼药水将它洗出来。但需要注意的是，千万不能揉搓眼睛或试图用手将眉毛弄出来。

无缘无故流眼泪时

有时，即使我们不伤心，眼睛也会酸涩，并流下眼泪，其原因是眼睛太过干燥。这时如果转动眼珠的话会造成细微的伤口。眼睛会分泌出眼泪，是为了保护眼睛。遇到这种情况时，我们最好先将眼泪擦干，然后用热毛巾敷眼。

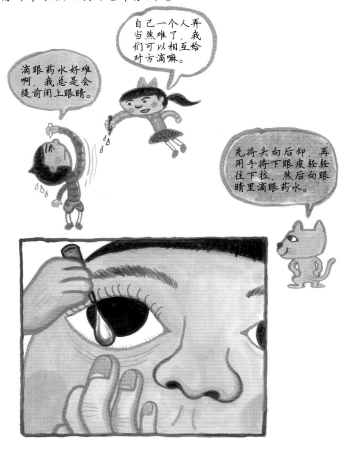

自己一个人弄当然难了，我们可以相互给对方滴嘛。

滴眼药水好难啊，我总是会提前闭上眼睛。

先将头向后仰，再用手将下眼皮轻轻往下拉，然后向眼睛里滴眼药水。

第二，不要让眼睛太过疲惫。

　　眼睛里也有肌肉。转动眼珠、调节焦距等都属于肌肉的工作内容。长时间盯着近处的东西或待在昏暗的环境里会造成眼部肌肉疲劳。另外，长时间盯着电视、电脑、手机等画面太亮的东西也会造成眼睛疲劳，从而影响视力。

保护眼睛的生活习惯

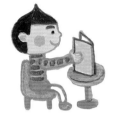

保持正确的坐姿，隔着30～40cm的距离看书。

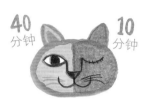

看40分钟的书，就休息10分钟。

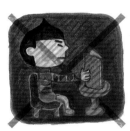

不在昏暗的地方看书。

不要长时间盯着太小的字或太模糊的字。

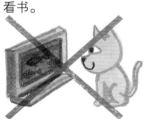

不要近距离看电视。

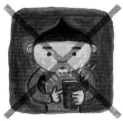

不在昏暗的环境里长时间看手机。

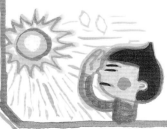

在阳光下玩耍对眼睛有益。但如果直接用眼睛盯着太阳，会造成很严重的后果，说不定你的眼睛会瞎掉。

大眼睛猫咪传授 眼保健操

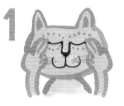

1 闭上眼睛，用食指和中指缓缓地按压眼睛周围的骨骼三圈。

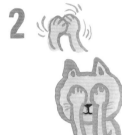

2 两只手掌互搓十次，再将搓热的手掌贴在眼眶上。重复五次。

3 用中指按压内眼角、外眼角及太阳穴。

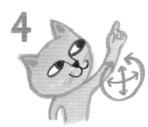

4 伸直手臂，竖起食指，控制手臂上下左右画十字，然后画圈，其间眼睛要一直盯着食指上的指甲。重复三次。

鼻子负责闻

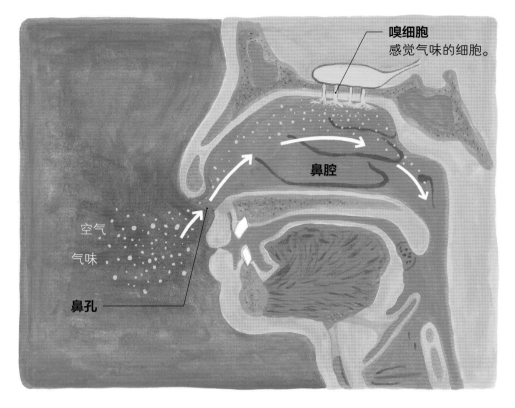

嗅细胞
感觉气味的细胞。

鼻腔

空气
气味

鼻孔

当空气通过鼻孔进入鼻腔时，鼻毛和黏膜上的纤毛就会阻挡空气中的灰尘进入鼻腔。

气味会刺激嗅细胞，而嗅细胞会将这种气味信号传递给大脑。

鼻子会呼吸空气、辨别气味，是我们身体中不可缺少的重要器官。

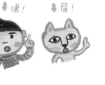

不过，鼻子里最令人在意的是什么呢？

大家有没有在挖出鼻屎后不知道怎么处理，最终将鼻屎放进嘴里的经历？

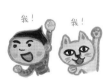

那种咸咸的味道令人难忘。当然，被妈妈发现后挨揍的经历更令人记忆犹新。

鼻涕和鼻屎

鼻涕不仅能清理掉鼻孔里的灰尘和细菌，还能起到湿润鼻腔的作用。鼻屎是鼻涕和灰尘混合后干透的产物，因此鼻屎和眼屎、鼻涕和眼泪都是差不多的东西。偶尔鼻涕会像清澈的水，通过鼻腔流到喉咙里。不过，每当天气太冷或太热，灰尘或花粉飞进鼻腔里，鼻腔里有炎症，我们吃到太热（或太辣）的东西、感冒时，鼻子里就会流出很多鼻涕。感冒时流出来的鼻涕会很黄、很黏稠。

擤黄色鼻涕和鼻屎的方法

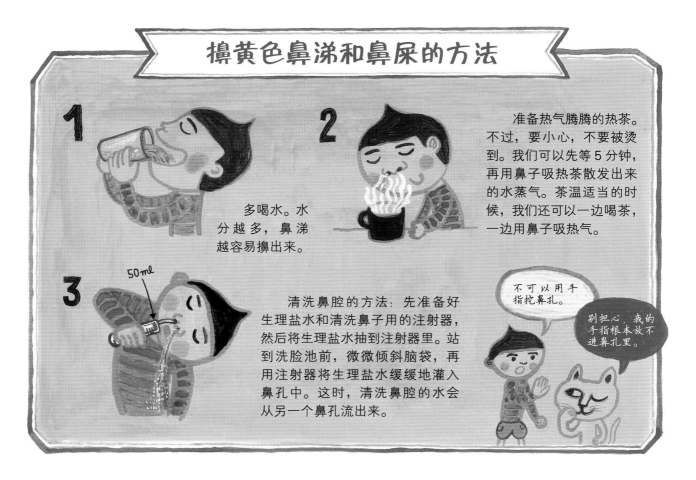

1 多喝水。水分越多，鼻涕越容易擤出来。

2 准备热气腾腾的热茶。不过，要小心，不要被烫到。我们可以先等 5 分钟，再用鼻子吸热茶散发出来的水蒸气。茶温适当的时候，我们还可以一边喝茶，一边用鼻子吸热气。

3 50ml 清洗鼻腔的方法：先准备好生理盐水和清洗鼻子用的注射器，然后将生理盐水抽到注射器里。站到洗脸池前，微微倾斜脑袋，再用注射器将生理盐水缓缓地灌入鼻孔中。这时，清洗鼻腔的水会从另一个鼻孔流出来。

不可以用手指挖鼻孔。

别担心，我的手指根本放不进鼻孔里。

啊，流鼻血了！虽然流鼻血会让人感觉害怕，但还是忍耐一下吧。我可以让它马上不流。不过，你不要将脖子后仰，因为这样会让鼻血流进喉咙里。

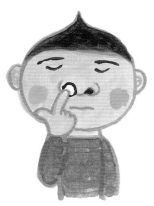

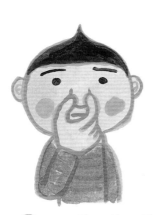

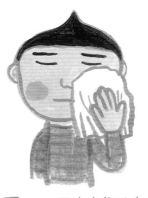

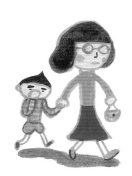

1 将棉花捏成小拇指大小，再塞进鼻孔里。

2 垂下头，用手指捏住鼻翼10分钟。

3 用凉水将毛巾浸湿，再擦一擦鼻子和脸颊。其间我们不可以擤鼻涕、吸鼻涕或咳嗽。

4 如果这样也不能止住鼻血，那你就要将情况告诉大人。你可能需要去医院的耳鼻咽喉科做检查。

耳朵负责听

耳朵不仅外观复杂，而且内部结构也很复杂，因此耳朵的功能也很复杂。耳朵不仅能使人听到声音，还有助于维持身体平衡。不过，这部分内容太过复杂，在这里，我们只讲解耳朵能够听清声音的原理。

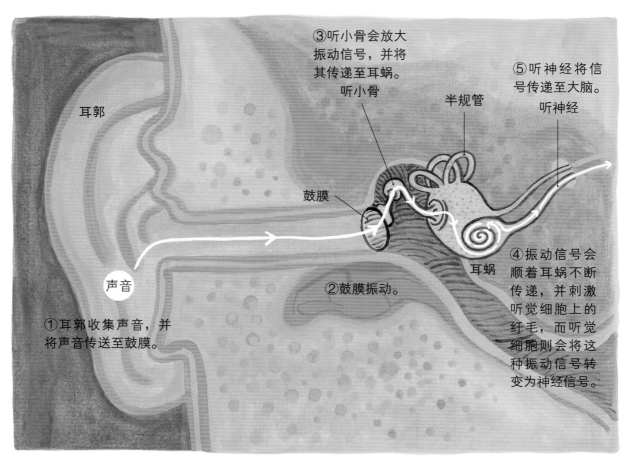

③听小骨会放大振动信号，并将其传递至耳蜗。
听小骨

⑤听神经将信号传递至大脑。
听神经

半规管

耳郭

鼓膜

声音

①耳郭收集声音，并将声音传送至鼓膜。

②鼓膜振动。

耳蜗

④振动信号会顺着耳蜗不断传递，并刺激听觉细胞上的纤毛，而听觉细胞则会将这种振动信号转变为神经信号。

我们该如何帮助耳朵

我们能做的就是什么都不做，即不让水进入耳朵、不挖耳屎等，不主动"折腾"耳朵。

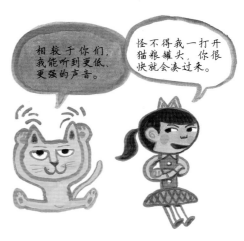

相较于你们，我能听到更低、更强的声音。

怪不得我一打开猫粮罐头，你很快就会凑过来。

游泳或洗头的时候耳朵进水了该怎么办

游泳时耳朵里的水会自行流出来。但也有一些时候，水无法自行流出来，我们会有耳朵被堵住般的感觉。遇到这种情况时，我们可以尝试侧着头，让进水了的耳孔朝下，然后用同侧的脚做单足跳，让水从耳孔中流出来。直接将棉棒或卫生纸塞进耳朵里是非常糟糕的办法，因为这样做可能会伤到耳道。

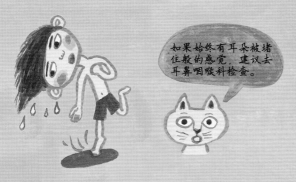

如果始终有耳朵被堵住般的感觉，建议去耳鼻咽喉科检查。

耳屎可以保护鼓膜。当灰尘进入耳孔时，耳屎会"抓住"灰尘。即使不特意处理，大部分耳屎也会自行排出来。棉棒或挖耳勺反而会将耳屎推入更深的地方。当耳屎太多，导致耳朵里响起"嘎吱嘎吱"的声音或耳朵听不清声音时，我们需要到医院寻求帮助。

眼睛、鼻子和耳朵内部都是相通的

我们哭泣时，鼻子里偶尔也会留出鼻涕。事实上，这时流出来的并不是鼻涕，而是眼泪。另外，我们擤鼻涕时，耳朵里面偶尔会疼，这也是因为它们相互连通。

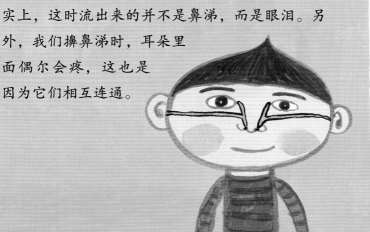

让耳朵更健康

- 太大的声音会伤害耳朵。戴上耳机后不要将音量调得太高。
- 在干燥的状态下，耳朵里才不会滋生细菌。
- 玩水之后，一定要用电风扇或吹风机将耳朵吹干。

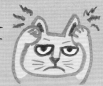

耳屎满了，使得耳朵发痒该怎么办？

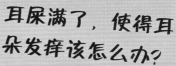

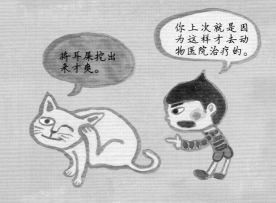

你上次就是因为这样才去动物医院治疗的。

将耳屎挖出来才爽。

耳屎、鼻涕、鼻屎和眼屎脏不脏

事实上，它们都是我们人体的清洁工，帮助阻拦脏东西进入我们的身体。然而，它们一旦到体外就会变成脏东西。因此，从我们身体里出来的东西，最好还是由我们自己来清理干净。我们可以用卫生纸将它们包住，再扔进垃圾桶里。

牙齿负责咀嚼

　　不到一岁的时候，我们就开始长牙。最先长出来的是下门牙。当我们三岁左右的时候，大部分牙齿，包括白齿都会生长完毕。这种幼儿时期长出来的牙，我们称之为乳牙。

　　当我们七岁左右的时候，乳牙就会开始脱落，因为更坚固的牙齿即将长出来。最先脱落的依旧是最先长出来的门牙，然后第一白齿、第二白齿会依次脱落。重新长出来的牙，我们称之为恒牙。大概小学毕业的时候，我们或许会换完所有乳牙。

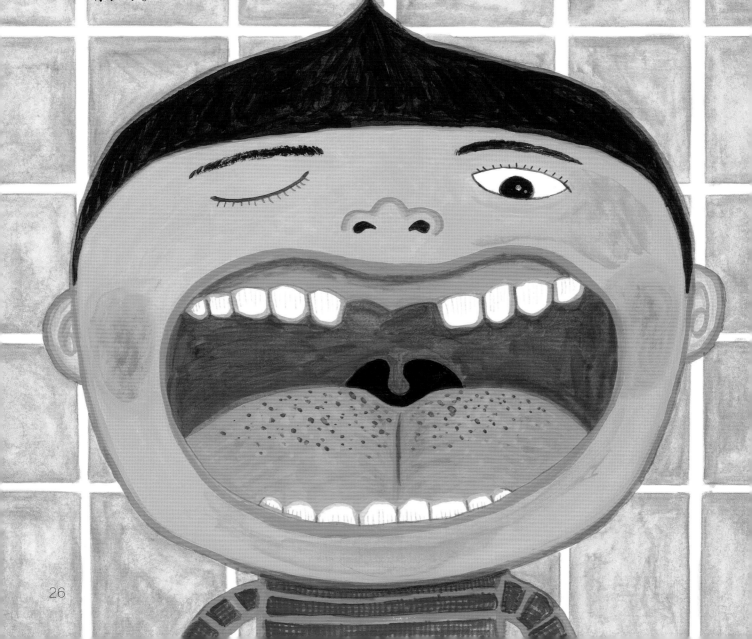

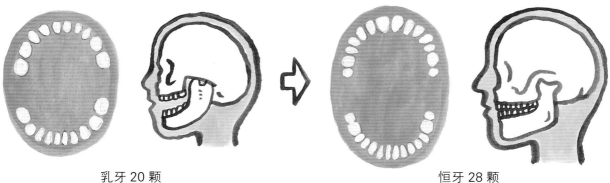

乳牙 20 颗　　　　　　　　恒牙 28 颗

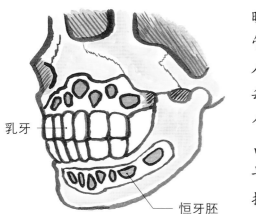

乳牙

恒牙胚

恒牙一旦脱落就不会再长，由于要使用一生，平时一定要好好管理，预防蛀牙。

不要觉得乳牙早晚会脱落，就放任其不管。乳牙是恒牙的领路人。在我们的下颌骨，每个乳牙的下方都有一个恒牙胚。乳牙会事先占据位置，等着恒牙长出来，但是如果乳牙因过早龋坏而脱落，那么两侧的乳牙会偷偷摸摸地占据乳牙脱落的地方。如此一来，恒牙生长的位置就会变得越来越窄。恒牙比乳牙更大，但当恒牙的生长位置比乳牙的更小时，你觉得会出现什么样的后果？对！恒牙会长得歪歪扭扭的。

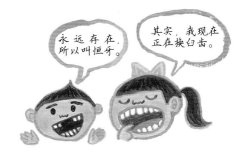

永远存在，所以叫恒牙。

其实，我现在正在换臼齿。

正因如此，大人们才会总命令你们刷牙。

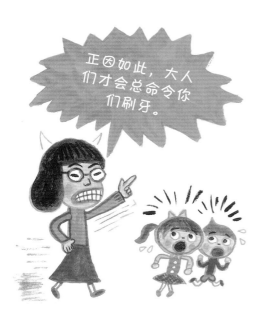

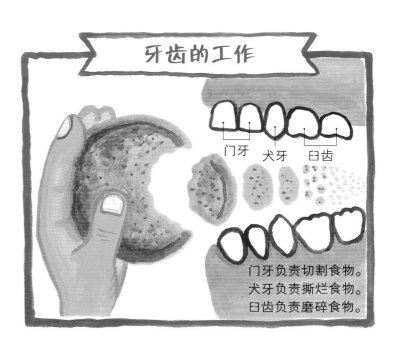

牙齿的工作

门牙　犬牙　臼齿

门牙负责切割食物。
犬牙负责撕烂食物。
臼齿负责磨碎食物。

再麻烦也要刷牙

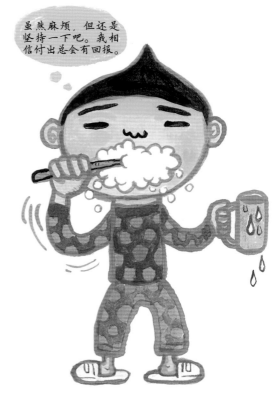

虽然麻烦，但还是坚持一下吧。我相信付出总会有回报。

还记得小时候在漫画书中见过的头长角、手持长枪的蛀牙细菌的形象吗？它们虽然看起来很幼稚，但并不荒缪。因为有些细菌真的会在遇到食物残渣后腐蚀牙齿。而孩子们的牙齿比成人的更脆弱，所以也更容易被腐蚀。无论多么麻烦，我们都要及时刷牙。因为等牙齿被蛀坏，需要接受治疗的时候，我们会更疼、更痛苦。

挑选牙刷

一定要选刷头较小的牙刷。刷头太大的牙刷会刷不到所有地方。另外，不要选毛太硬的牙刷，以免伤害到牙龈。

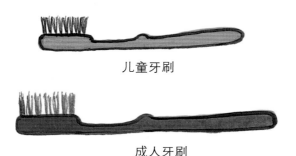

儿童牙刷

成人牙刷

挤牙膏的方法

挤牙膏时要用力，将牙膏充分挤入刷毛中。只有这样，刷牙时牙膏才能接触到所有牙齿。另外，每次挤出的牙膏长度最好为刷头长度的一半。

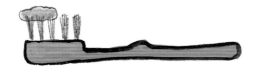

刷牙的方法

正确的刷牙方法比选对牙刷、牙膏更重要。刷上门牙时，要从上往下刷；刷下门牙时，要从下往上刷。

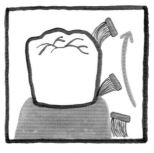

将牙刷斜着贴近牙龈，然后从下往上刷。

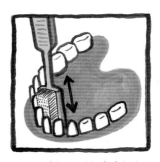

刷门牙的内侧时，要竖起牙刷上下刷。

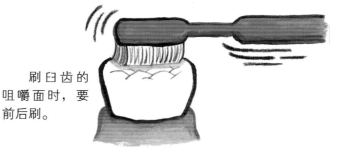

刷臼齿的咀嚼面时，要前后刷。

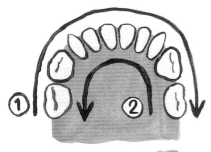

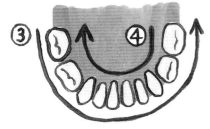

刷牙的顺序

用右手握住刷柄，从左侧白齿开始刷。由于刷头比牙齿大，所以一次可以刷两颗牙齿。刷完前两颗牙齿后，就可以刷旁边的两颗牙齿了。如果刷完④了，就可以刷白齿的咀嚼面了。

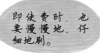

即使费时，也要慢慢地、仔细地刷。

难道就不可以侧着刷？

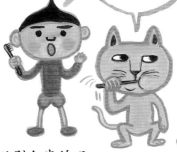

牙齿缝里的食物残渣更容易腐蚀牙齿。

你如果惯用左手，则会用左手拿牙刷，所以要从右边的白齿开始刷。

刷舌头和上腭的方法

只有刷干净舌头，才能预防蛀牙、消除异味。伸出舌头，从舌头里面往外刷。刷上腭的方法也是如此。牙刷塞得太深，可能会让你作呕。因此，在其他小伙伴刷牙的时候，不可以捣乱，否则很可能会让对方受伤。

漱口

即使再麻烦，也要漱口至少十次。若牙齿上残留了牙膏，会更容易滋生细菌。

保管牙刷的方法

牙刷最好挂起来，这样可以让牙刷干得快一点儿。另外，注意不要让牙刷们的刷头挨在一起。

舌头和唾液

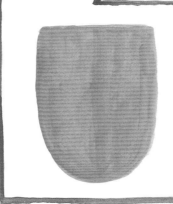

舌头可以品尝出甜味、咸味、酸味和苦味。另外，舌头还有将食物送入喉咙、矫正发音等作用。唾液可以杀死口中的细菌。如果唾液减少，就有可能造成细菌大量繁殖，使得人们更容易患上感冒。

另外，唾液里还含有一种消化酶，它可以促进消化。

正确的刷牙时间

最好的刷牙时间是吃完饭之后的三分钟内。另外，吃完巧克力或冰激凌等容易粘牙齿的零食之后，最好马上刷牙。最后，睡觉之前一定要刷牙。

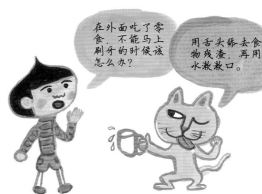

在外面吃了零食，不能马上刷牙的时候该怎么办？

用舌头矫去食物残渣，再用水漱漱口。

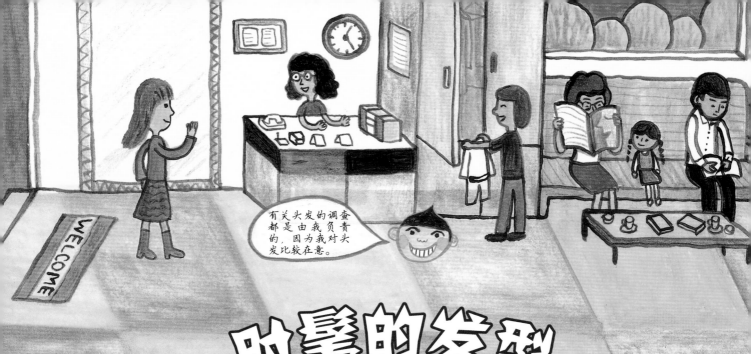

时髦的发型

  昨天，从美发厅回来之后，我忍不住哭了起来。因为我觉得新剪的发型太难看了。妈妈和姐姐说我太挑剔。若对新发型不满意，长发的人还可以将头发修剪一下或扎起来，但短发的人就只能等待头发重新长长了。即使这样，我也喜欢短发，因为短发比较好打理。当然，长发也有好处，那就是可以随意地变换发型。

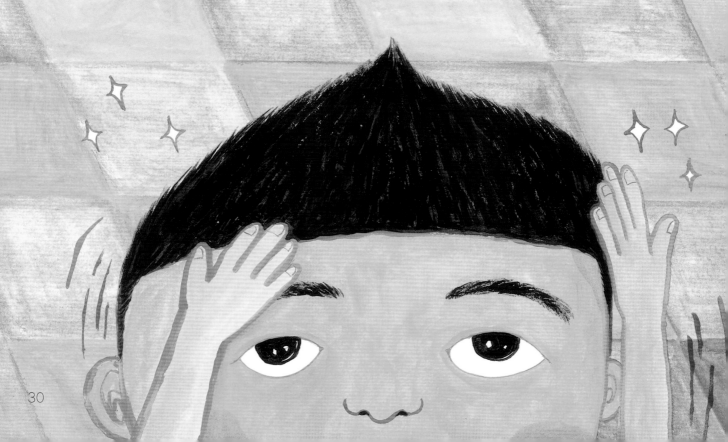

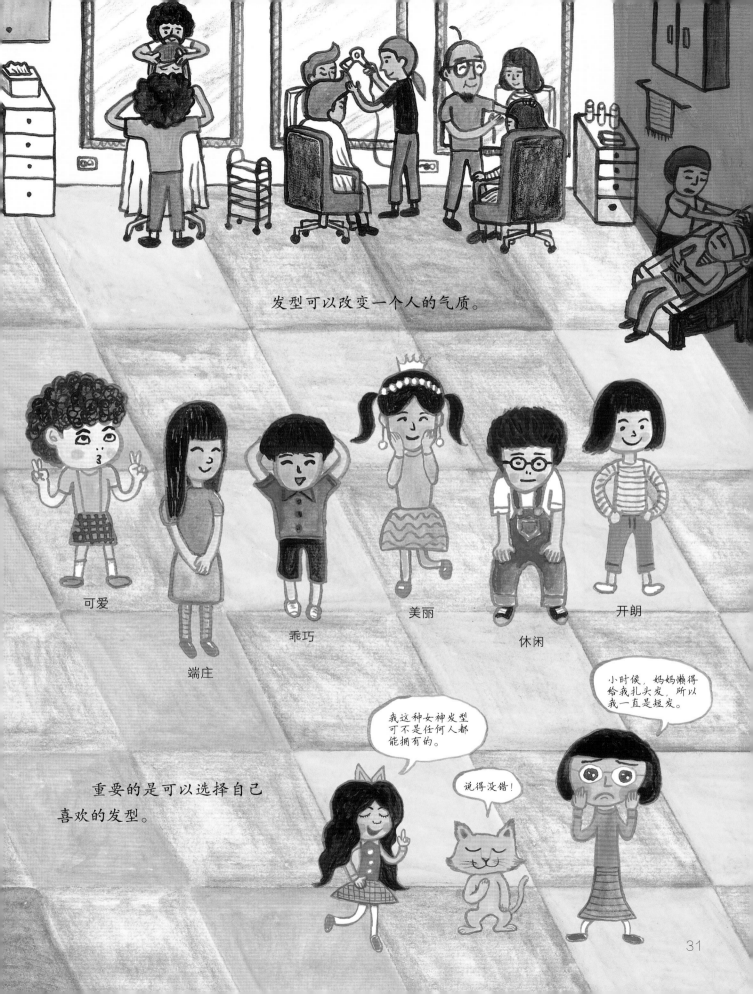

发型可以改变一个人的气质。

可爱

端庄

乖巧

美丽

休闲

开朗

重要的是可以选择自己
喜欢的发型。

我这种女神发型
可不是任何人都
能拥有的。

小时候，妈妈懒得
给我扎头发，所以
我一直是短发。

说得没错！

身体上的毛发

我们全身都覆盖着一层毛发。你可以仔细查看下自己的身体。无论是手臂、大腿上，还是鼻孔、耳孔内，都有毛发。

全身长满毛发的理由

调节体温

冷的时候，身上的毛发就会一根根竖起来，然后将温暖的空气锁住；反之，炎热的时候，毛发会全部躺下来，放走空气。

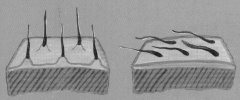

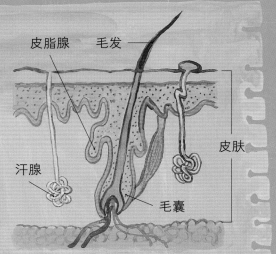

毛发由死掉的细胞构成，所以即使将它们剪掉，我们也感觉不到疼痛。刚刚死掉的细胞不断顶开之前死掉的细胞，因此毛发才会不断变长。但如果将毛发拔掉，我们就会感觉到疼痛，因为毛囊是活的。毛囊的旁边有皮脂腺，皮脂腺会分泌皮脂，让毛发变得更油亮。

保护皮肤

炎炎夏日，如果没有头发，我们的脑袋一定会感到很烫。寒冷时节，头发还能起到保暖的作用。此外，被飞来的足球撞到脑袋后，有时我们感觉没那么疼，那是因为头发起到了缓冲的作用。

鼻毛、睫毛、耳毛等都会阻挡灰尘或水进入我们的体内。

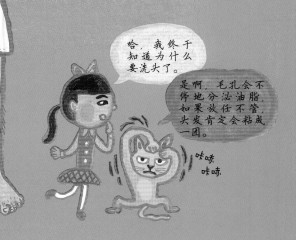

我们的身体中，毛发最密集的地方就是头部。而头发是所有毛发中能够长得最长的。

头发可以长多长

虽然每个人头发的生长速度都不同，但普遍为每个月长1cm左右，而每根头发的寿命为2～6年。相比于头发，眉毛等的生长周期就很短，所以没过多久它们就会脱落下来。正因如此，它们基本长不长。

为什么头发的颜色会有差别

头发的颜色主要由两种黑色素——真黑色素和类黑色素决定。真黑色素呈黑色或棕色，类黑色素呈黄色或红色。两种黑色素的相对含量决定了头发的颜色。当我们老了，无法分泌黑色素时，我们的头发就会变成白色。

头发的形状

头发的形状跟毛囊的形状有关。如果毛囊是圆形的，那么长出来的头发就是直的；但如果毛囊是其他形状的，那么长出来的头发就是卷的。另外，毛囊越大，头发越粗。

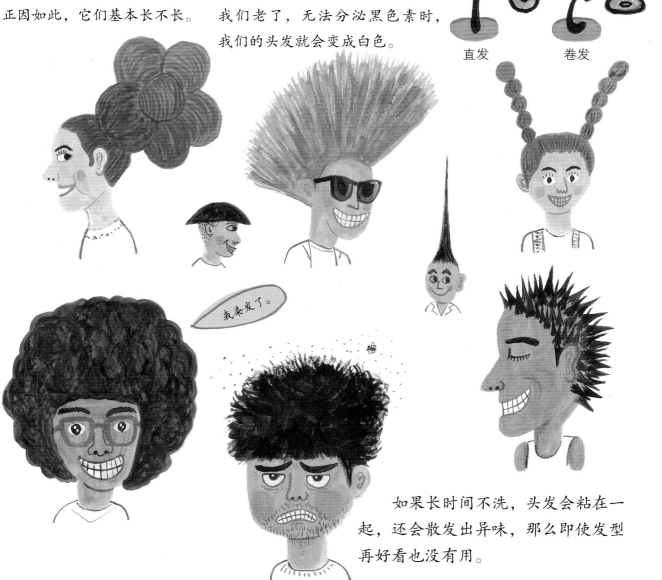

毛囊的形状

直发　　卷发

我要染发了。

如果长时间不洗，头发会粘在一起，还会散发出异味，那么即使发型再好看也没有用。

洗头

洗头时，最令人讨厌的就是眼睛和鼻孔里进水，因为这样会让眼睛、鼻子很难受。因此，洗头的时候，我们要紧紧地闭上眼睛，然后微微张开嘴巴，用嘴巴呼吸。不要让头顶的泡沫和水流到脸上，这是最重要的。要做到这一点，我们得掌握好使用花洒的诀窍。

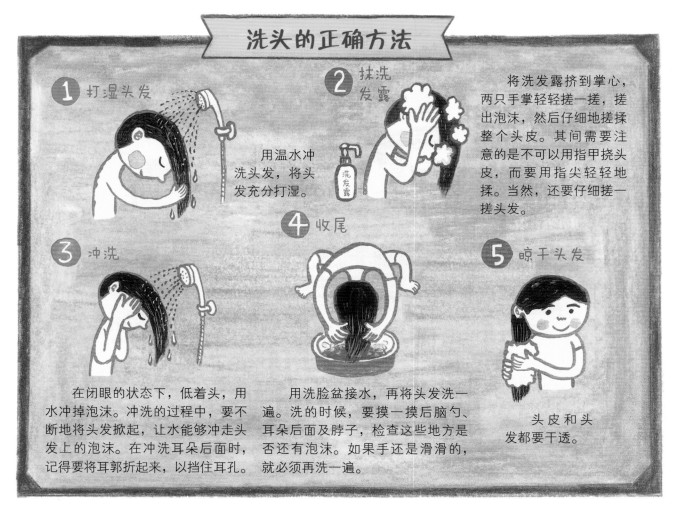

洗头的正确方法

1 打湿头发

用温水冲洗头发，将头发充分打湿。

2 抹洗发露

将洗发露挤到掌心，两只手掌轻轻搓一搓，搓出泡沫，然后仔细地搓揉整个头皮。其间需要注意的是不可以用指甲挠头皮，而要用指尖轻轻地揉。当然，还要仔细搓一搓头发。

3 冲洗

在闭眼的状态下，低着头，用水冲掉泡沫。冲洗的过程中，要不断地将头发掀起，让水能够冲走头发上的泡沫。在冲洗耳朵后面时，记得要将耳郭折起来，以挡住耳孔。

4 收尾

用洗脸盆接水，再将头发洗一遍。洗的时候，要摸一摸后脑勺、耳朵后面及脖子，检查这些地方是否还有泡沫。如果手还是滑滑的，就必须再洗一遍。

5 晾干头发

头皮和头发都要干透。

毛巾

用干净的毛巾压一压头发，这是为了让毛巾充分吸收头发上的水分。之后，我们最好用毛巾将头发裹起来，5分钟即可，这样做可以避免头发滴水。

吹风机或电风扇

头皮长时间处在潮湿的状态下不利于健康，因为细菌非常喜欢潮湿的环境。如果头皮上滋生了一些坏细菌，就可能导致脱发。用吹风机吹头发时，我们要用手不断地拨弄头发，这样可以令头发干得快一些。如果是夏天，我们也可以用电风扇来吹干头发。

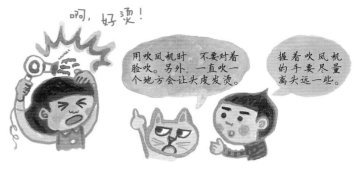

啊，好烫！

用吹风机时，不要对着脸吹。另外，一直吹一个地方会让头皮发烫。

握着吹风机的手要尽量离头远一些。

梳头

梳头不仅可以让头发变得更加整齐，还可以去除头发上的灰尘和污垢。

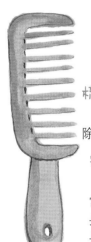

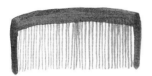

梳篦

以前用的梳子。齿距很窄，能够去除头发上的污垢和虱子。

粗齿梳

齿距较宽，常用来梳打结的头发。它又叫"斧头梳"。

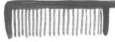

尖尾梳

齿距较窄，可以将头发梳得很整齐。像尾巴一样的梳柄可以用来分缝。

手指梳

最常用。用手梳一梳，感觉很舒服。

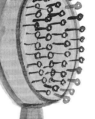

大板梳

易梳开打结的头发。爸爸经常用它拍头，据说是用它按摩。

圆筒梳

可以用来卷头发。

正确的梳头方法

① 用手指梳梳开打结的头发。
② 低下头，再用大板梳从后脑勺开始往头顶方向梳。
③ 抬起头，从额头开始，经过头顶，往后脑勺方向梳。每天梳一次头有利于头皮健康。

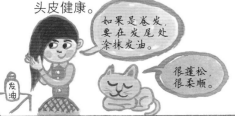

如果是卷发，要在发尾处涂抹发油。

很蓬松很柔顺。

维持头发健康需要注意的事项

① 洗头时，水温不宜太高。
② 擦头发时，不要用毛巾用力搓。
③ 头发没干透时，不要梳头。
④ 不要在头发未干的时候睡觉。
⑤ 烫发和染发不要同时进行，最好间隔两周左右。

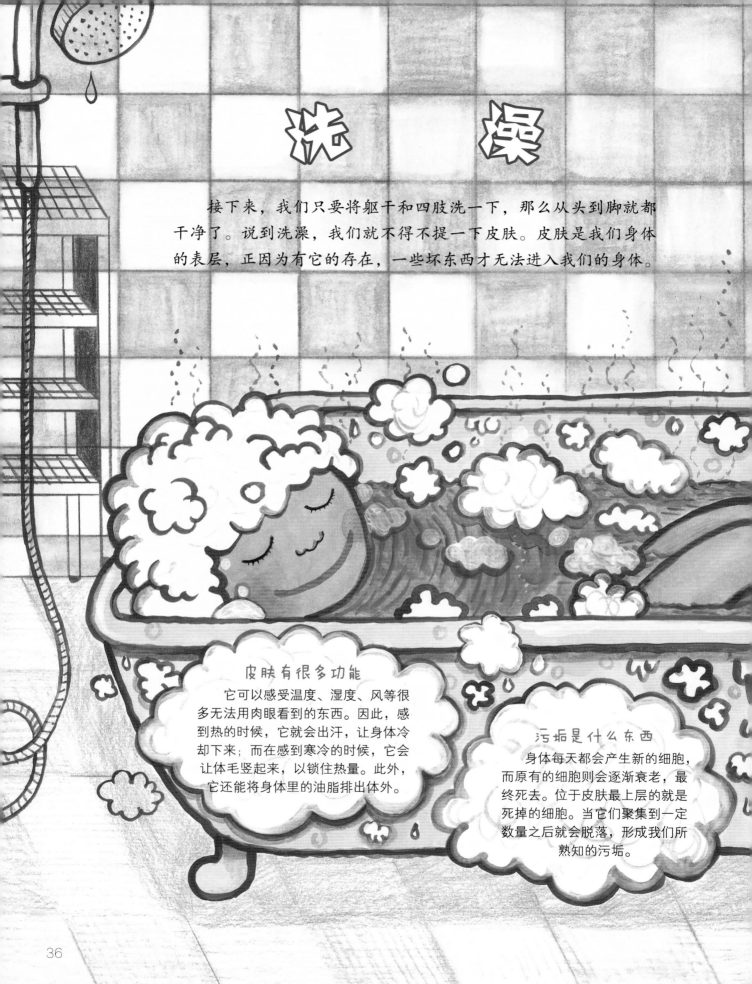

洗澡

接下来，我们只要将躯干和四肢洗一下，那么从头到脚就都干净了。说到洗澡，我们就不得不提一下皮肤。皮肤是我们身体的表层，正因为有它的存在，一些坏东西才无法进入我们的身体。

皮肤有很多功能

它可以感受温度、湿度、风等很多无法用肉眼看到的东西。因此，感到热的时候，它就会出汗，让身体冷却下来；而在感到寒冷的时候，它会让体毛竖起来，以锁住热量。此外，它还能将身体里的油脂排出体外。

污垢是什么东西

身体每天都会产生新的细胞，而原有的细胞则会逐渐衰老，最终死去。位于皮肤最上层的就是死掉的细胞。当它们聚集到一定数量之后就会脱落，形成我们所熟知的污垢。

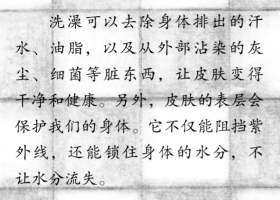

　　洗澡可以去除身体排出的汗水、油脂，以及从外部沾染的灰尘、细菌等脏东西，让皮肤变得干净和健康。另外，皮肤的表层会保护我们的身体。它不仅能阻挡紫外线，还能锁住身体的水分，不让水分流失。

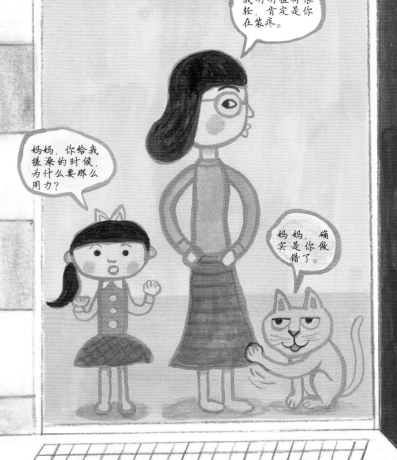

洗澡前须知

水温

　　洗澡水的温度最好与体温相近。不冷不热的温水最适合用来洗澡。不过，感到疲惫或寒冷的时候，可以用热水泡澡，只是热水会令皮肤干燥、瘙痒。

洗澡时间

　　洗澡时间最好不要超过15分钟。因为长时间泡在水中不利于皮肤健康，皮肤会容易干燥、瘙痒。另外，温暖潮湿的环境很容易滋生细菌。

开始洗澡

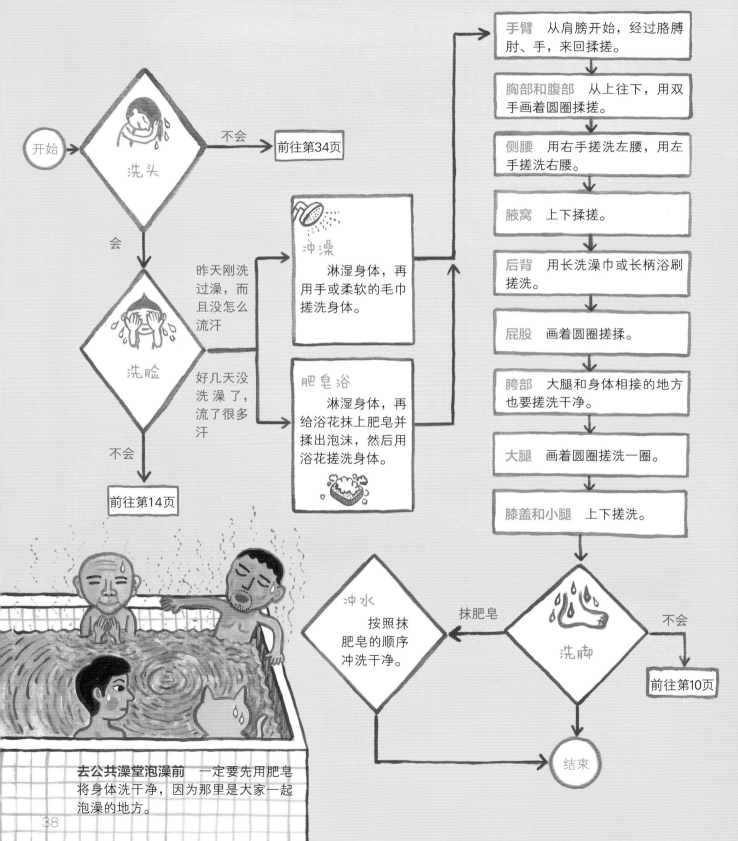

开始 → 洗头 —— 不会 —— 前往第34页

会 ↓

洗脸

昨天刚洗过澡，而且没怎么流汗 → 冲澡　淋湿身体，再用手或柔软的毛巾搓洗身体。

好几天没洗澡了，流了很多汗 → 肥皂浴　淋湿身体，再给浴花抹上肥皂并揉出泡沫，然后用浴花搓洗身体。

不会 ↓

前往第14页

手臂　从肩膀开始，经过胳膊肘、手，来回揉搓。

胸部和腹部　从上往下，用双手画着圆圈揉搓。

侧腰　用右手搓洗左腰，用左手搓洗右腰。

腋窝　上下揉搓。

后背　用长洗澡巾或长柄浴刷搓洗。

屁股　画着圆圈搓揉。

胯部　大腿和身体相接的地方也要搓洗干净。

大腿　画着圆圈搓洗一圈。

膝盖和小腿　上下搓洗。

冲水　按照抹肥皂的顺序冲洗干净。 ←—— 抹肥皂 —— 洗脚 —— 不会 —— 前往第10页

→ 结束

去公共澡堂泡澡前　一定要先用肥皂将身体洗干净，因为那里是大家一起泡澡的地方。

为什么要泡澡

一是为了让身体上的污垢更容易被清除，二是为了缓解身体疲劳、促进血液循环。不过，泡澡的时间不要过长。

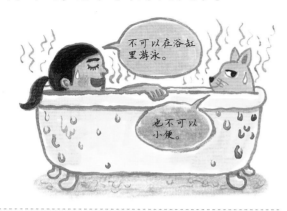

洗生殖器的方法

男孩和女孩的生殖器截然不同，因此清洗的方法也不同。通常我们称洗生殖器为洗下身。女孩洗下身时，要先屈膝蹲在地上，再将花洒的水流强度调到中档，同时将水调成温水，然后顺着生殖器到肛门的方向反复冲洗。洗下身时，最好不要使用肥皂，只用清水冲洗即可。男孩洗下身时，要提起小鸡鸡，将有褶皱的地方都冲洗干净。当然，洗下身之前，手一定要先洗干净。

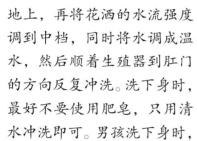

防紫外线

紫外线是阳光中的一种光线，会让我们的皮肤有炙热感。如果紫外线晒得过多，很可能会引发各种皮肤病，因此外出前我们要做好防紫外线的措施。不得不长时间待在户外，如参加野游、露营等时，我们最好戴上帽檐足够宽的帽子，并涂抹防晒霜。

剪指甲（趾甲）的正确方法

指甲（趾甲）是一种变硬的皮肤，不仅可以保护指尖或脚尖，有时还能起到支撑身体的作用。指甲（趾甲）不宜剪得太短，只有比指尖或脚尖长，才能起到保护的作用。

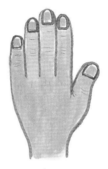
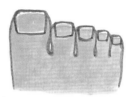

脚指甲

剪成一字形。尤其是脚指甲的两端要比脚尖的肉更加突出。

手指甲

剪成椭圆形。

指甲锉

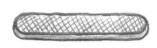

如果指甲剪得太粗糙，可能会对衣服或皮肤造成伤害，因此要好好修磨指甲。

肥皂的故事

肥皂可以分为液体肥皂和固体肥皂两种，其用途都是去除细菌和油渍。如果只是沾染了灰尘，我们完全可以只用清水冲洗。肥皂里含有很多化学成分，很多人觉得这些化学成分对身体有害，因而更推崇含有天然成分的天然肥皂。天然肥皂通常是用油脂和各种植物粉末制作而成的。用肥皂洗澡之后，我们一定要涂抹保湿乳液。

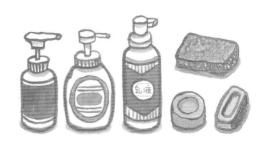

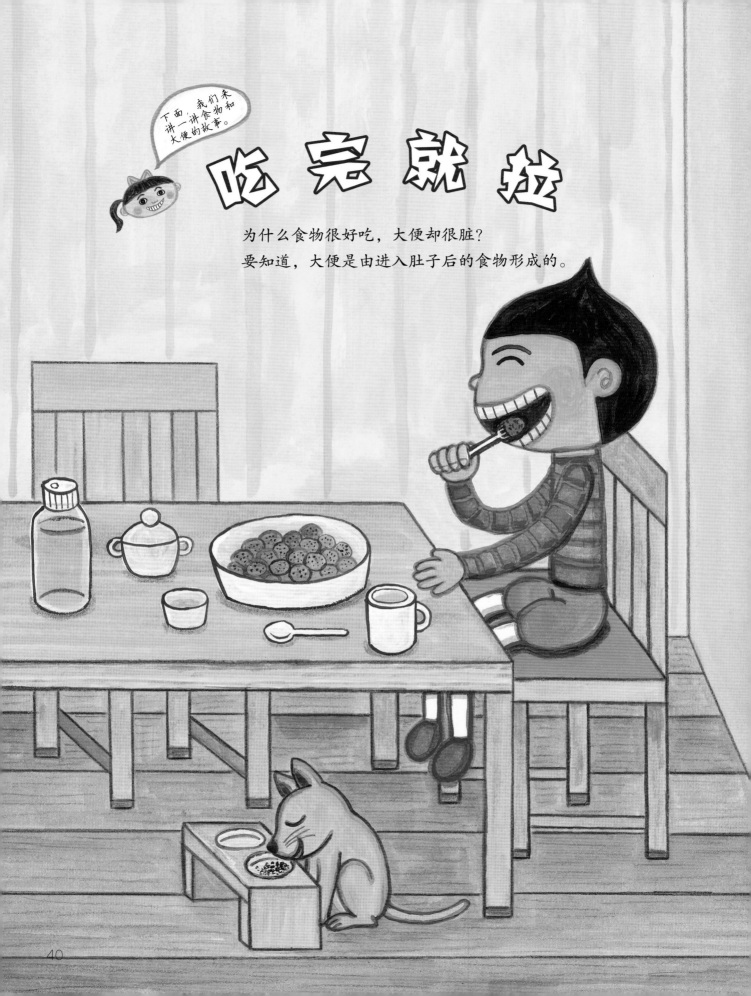

吃完就拉

为什么食物很好吃，大便却很脏？
要知道，大便是由进入肚子后的食物形成的。

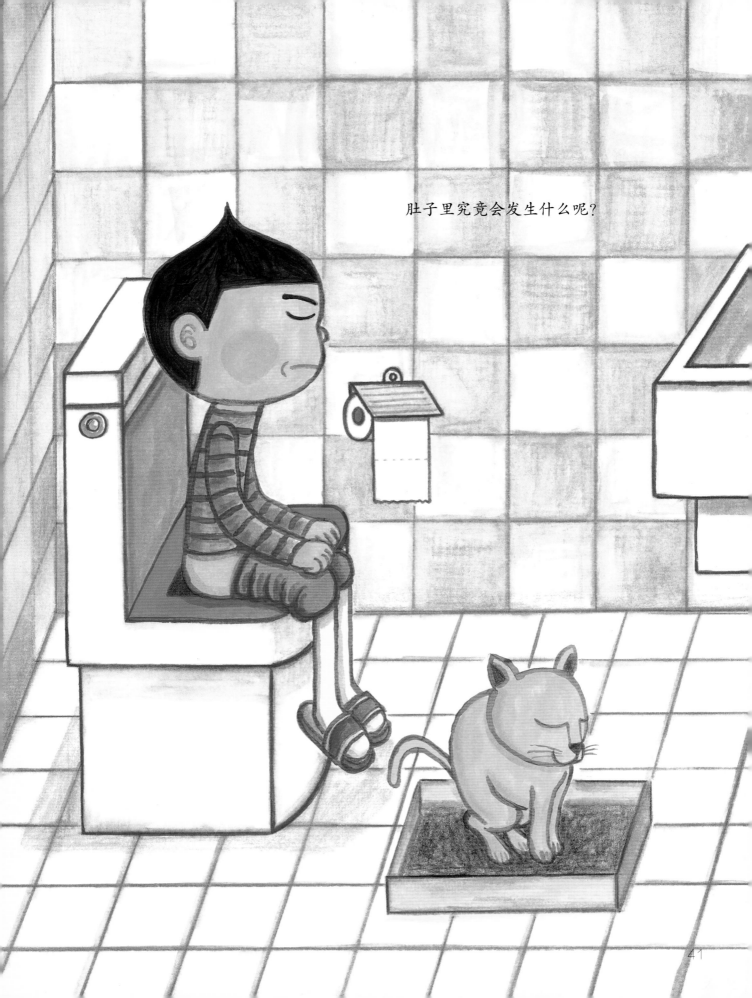

肚子里究竟会发生什么呢？

41

好好吃饭

吃苹果。

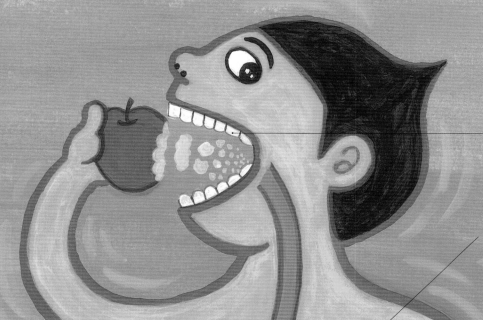

用牙齿嚼碎苹果。

在胃部，胃液会将食物变成糊状。

小肠会吸收食物中的营养物质，然后这些营养物质会被传送至肝脏。

大肠会吸收食物残渣中的水分。

食物残渣、消化液、死去的病菌和大肠杆菌等变成大便后会被排出体外。

现在你该知道大便和苹果并不是同一种东西了吧？

食物会为我们的身体提供营养物质。这意味着如果长期不吃东西，我们就无法存活。消化功能越好，我们的身体就能吸收到越多的营养成分。

我们的身体一直在不知疲倦地消化着食物，那么，我们能为它提供什么帮助呢

反复咀嚼

与胃或肠用消化液软化食物相比，直接用牙齿磨碎食物更加快捷、简便，因此吃饭时，我们一定要反复咀嚼。

不挑食

肉要吃，鱼要吃，菠菜要吃，鸡蛋要吃，米饭要吃，核桃也要吃。在成长和活动的过程中，我们的身体需要很多种营养物质，因此只有均衡饮食，身体才能吸收到所需的各种营养物质。

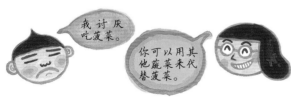

养成规律的饮食习惯

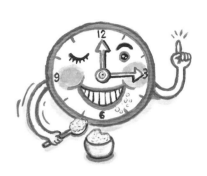

我们的身体里也有"时钟"。一到晚上，我们就会犯困；一到早上，我们就会醒过来。一到吃饭的时间，我们就会感到饥饿，同时我们的身体也会为进食做好准备。但若长期饮食不规律，我们的身体就会出问题，会不知道什么时候该做好准备。如此一来，吃完饭之后，我们的身体就无法正常工作，大便也会不通畅。因此，我们最好在每天的同一时刻吃等量的食物。

身体里还有我们

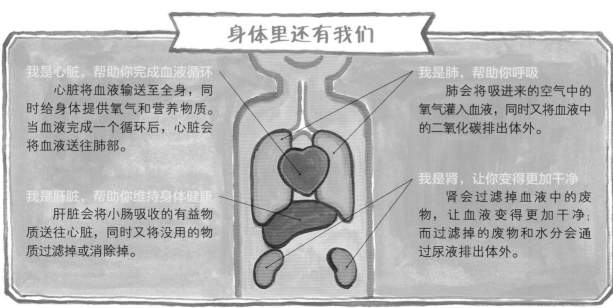

我是心脏，帮助你完成血液循环

心脏将血液输送至全身，同时给身体提供氧气和营养物质。当血液完成一个循环后，心脏会将血液送往肺部。

我是肝脏，帮助你维持身体健康

肝脏会将小肠吸收的有益物质送往心脏，同时又将没用的物质过滤掉或消除掉。

我是肺，帮助你呼吸

肺会将吸进来的空气中的氧气灌入血液，同时又将血液中的二氧化碳排出体外。

我是肾，让你变得更加干净

肾会过滤掉血液中的废物，让血液变得更加干净；而过滤掉的废物和水分会通过尿液排出体外。

好好大便

好好大便也和好好吃饭一样重要。因为如果不及时大便，我们的肚子就会不舒服，然后我们就会吃不下东西。另外，如果拉肚子，身体内的营养成分就会随大便排出体外，这样就会妨碍我们健康成长。

大便

有时，明明有便意，却死活拉不出来。你有没有这样的经历？若想好好大便，你可以尝试以下几种方法：

想大便时马上去卫生间

如果正玩得起劲时有了便意，你肯定不愿意马上去卫生间。但如果经常这样做，你很可能会便秘。因此，想大便时，你得马上去卫生间。

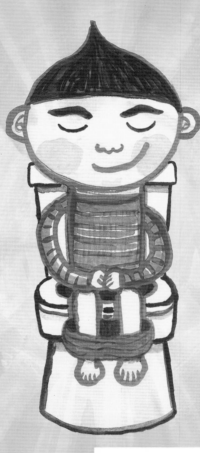

按时大便

你要养成按时大便的习惯。即使时间到了，你还没有便意，也要去卫生间。

大便时注意力要集中

大便时玩游戏或看书是不好的习惯。

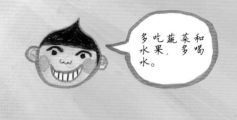

多吃蔬菜和水果，多喝水。

记得盖马桶盖

大便后，要放水将大便冲走。冲水时，大便或大肠杆菌等会蹦到外面，所以一定要记得先盖上马桶盖，再冲水。另外，走出卫生间前不要忘了将手洗干净。

擦屁股的正确方法

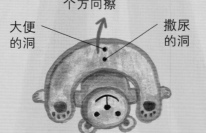

卫生纸要朝这个方向擦

大便的洞

撒尿的洞

擦屁股时，注意不要让大便沾在撒尿的洞口上。另外，擦屁股时太用力，可能会磨破肛门。假如使用湿巾，则可以擦得更干净。

好好放屁

我们将食物吃进肚子并消化后，身体里会产生一些气体。

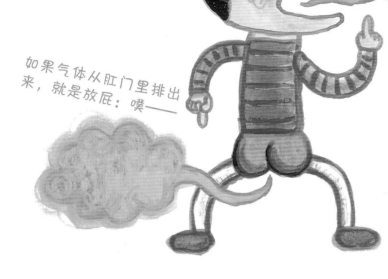

如果气体从肛门里排出来，就是放屁：噗——

如果气体从嘴巴里排出来，就是打嗝：嗝——

放屁和打嗝是将身体里的气体排放出来的过程，而且排出来的气体往往会带着一股异味。如果旁边的人放屁或打嗝，我们会感到不悦。但忍着不放屁或不打嗝，对我们的身体十分不利。因此，最好的方法是到没有人的地方放屁或打嗝。

打喷嚏和咳嗽时该怎么办

打喷嚏或咳嗽的时候，我们要用手臂遮住嘴巴。只有这样，才能防止唾沫或细菌喷到别人身上。

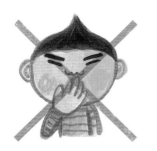 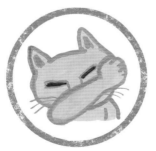

我好像生病了

打喷嚏或咳嗽并不是因为我们的身体感到无聊，而是因为我们的身体可能生病了。在我们感到不舒服或疲惫的时候，细菌和病毒就会侵入我们的身体，然后大量繁殖并杀死健康的细胞。而流鼻涕或咳嗽就是身体清除已死细胞的一种方法，即我们可以将流鼻涕或咳嗽看作是一种即将感冒的征兆。肚子不舒服或拉肚子，可能是因为我们吃错了东西，但也可能是因为我们肠内有有害细菌在捣乱。如果突然出现头痛、发热、发困、流眼泪等，那就一定要告诉大人，你可能生病了。有时候生病并不是你的错，所以不要有心理负担，直接向大人寻求帮助吧。

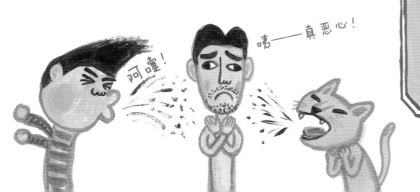

唉——真恶心！

阿嚏！

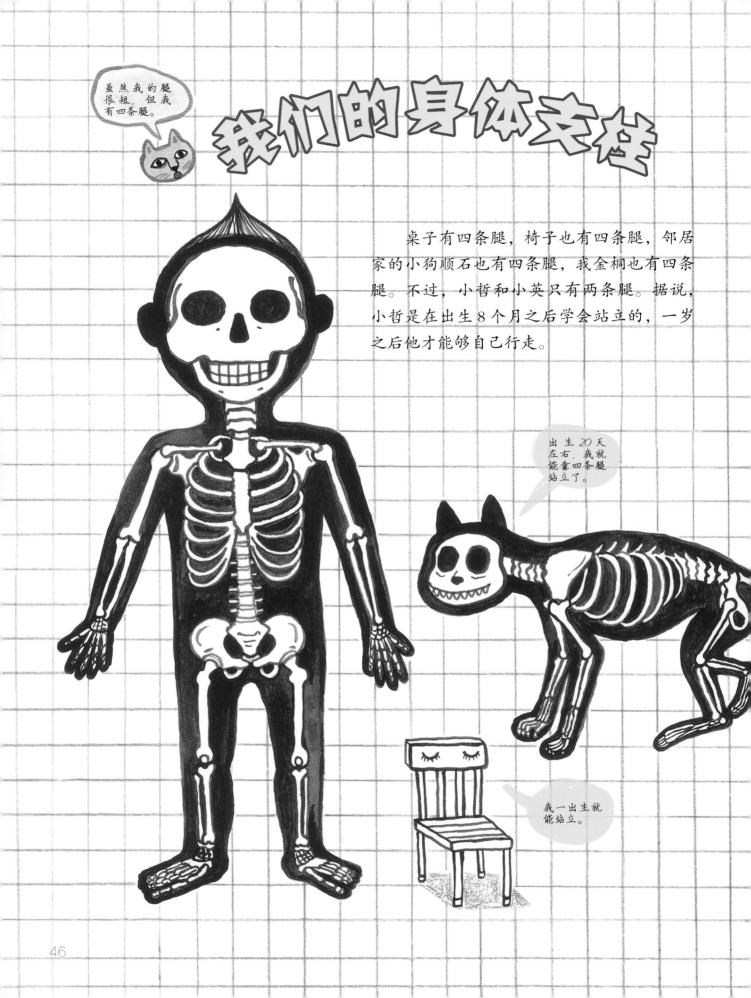

我们的身体支柱

虽然我的腿很短，但我有四条腿。

桌子有四条腿，椅子也有四条腿，邻居家的小狗顺石也有四条腿，我金桐也有四条腿。不过，小哲和小英只有两条腿。据说，小哲是在出生8个月之后学会站立的，一岁之后他才能够自己行走。

出生20天左右，我就能靠四条腿站立了。

我一出生就能站立。

46

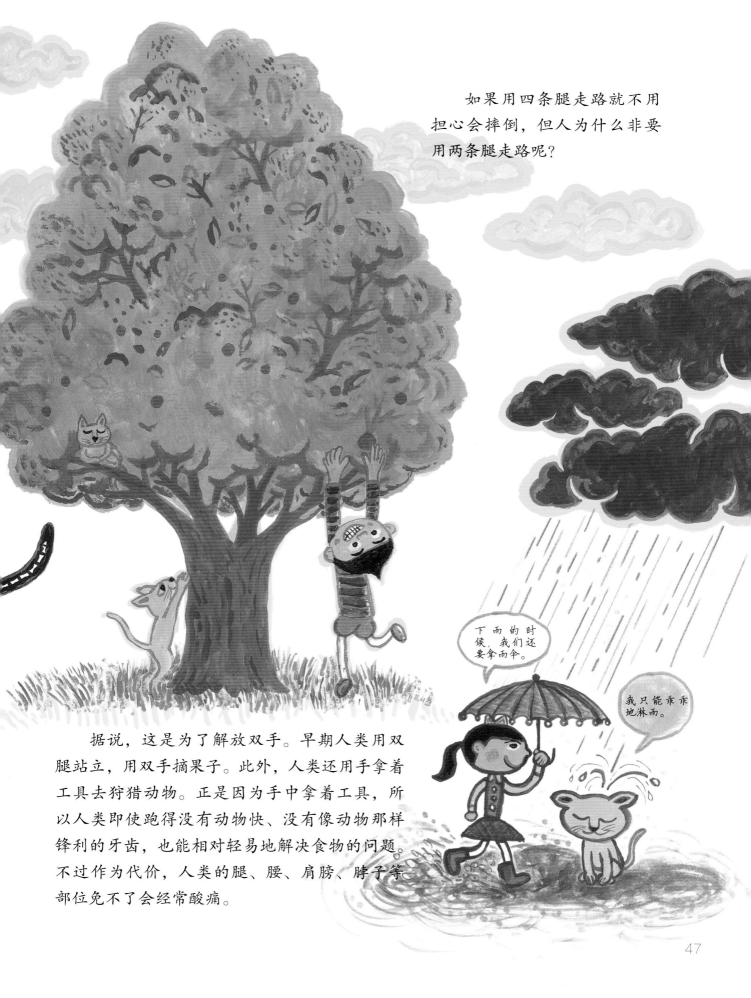

如果用四条腿走路就不用担心会摔倒，但人为什么非要用两条腿走路呢？

下雨的时候，我们还要拿雨伞。

我只能乖乖地淋雨。

　　据说，这是为了解放双手。早期人类用双腿站立，用双手摘果子。此外，人类还用手拿着工具去狩猎动物。正是因为手中拿着工具，所以人类即使跑得没有动物快、没有像动物那样锋利的牙齿，也能相对轻易地解决食物的问题。不过作为代价，人类的腿、腰、肩膀、脖子等部位免不了会经常酸痛。

正确的站姿

由于需要用两条腿支撑身体，所以人的腿骨最粗，也最硬。此外，人的脚比大多用四条腿走路的动物的脚要大，因为人需要用双脚维持身体平衡。而让那些骨头动起来的则是肌肉。

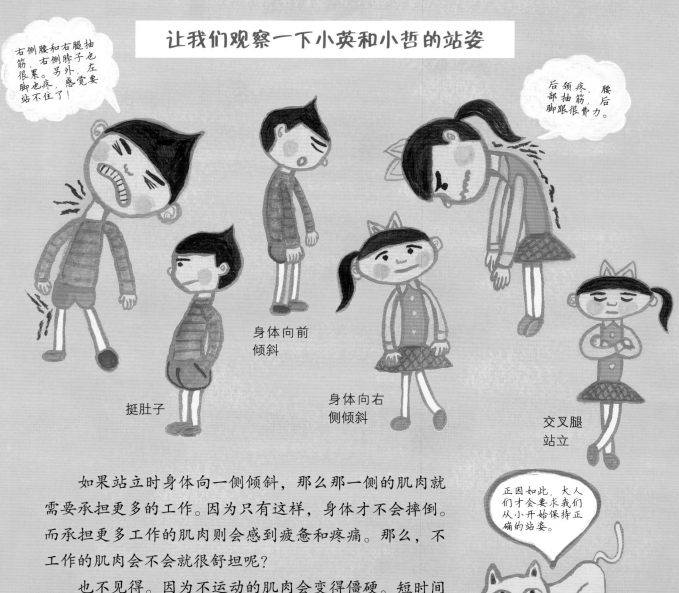

让我们观察一下小英和小哲的站姿

右侧腰和右腿抽筋，右侧脖子也很累。另外，左脚也疼，感觉要站不住了！

后颈疼，腰部抽筋，后脚跟很费力。

挺肚子

身体向前倾斜

身体向右侧倾斜

交叉腿站立

如果站立时身体向一侧倾斜，那么那一侧的肌肉就需要承担更多的工作。因为只有这样，身体才不会摔倒。而承担更多工作的肌肉则会感到疲惫和疼痛。那么，不工作的肌肉会不会就很舒坦呢？

也不见得。因为不运动的肌肉会变得僵硬。短时间保持不好的站姿并不会让你感到疲惫，但时间一长，你就会疼得无法忍受。如果用不好的姿势站立一年、十年，甚至二十年，身体该有多疼啊。

正因如此，大人们才会要求我们从小开始保持正确的站姿。

怎样的站姿才是正确的

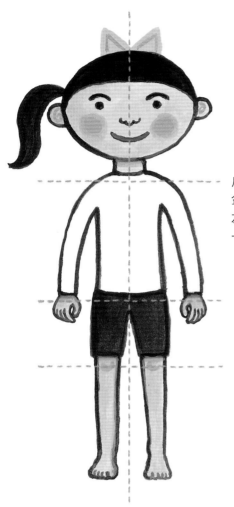

肩膀、骨盆、膝盖的左右两侧要一样高。

身体不能向左侧或右侧倾斜。

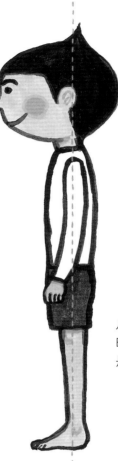

抬头直视前方。

从侧面看时，身体是笔直的。

站立时不会感到不舒服的站姿，才可以算是正确的站姿。双脚和双腿上的力量要分布均匀，身体要笔直、端正，肩膀和前胸要伸展开，头部要位于脖子的正上方。另外，下巴不可以向前突。

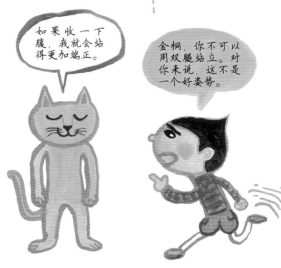

如果收一下腹，我就会站得更加端正。

金桐，你不可以用双腿站立。对你来说，这不是一个好姿势。

正确的走姿

我们的脚上长着脚趾。我们很少用脚趾捡东西或写字，那为什么脚趾还要长出来呢？脚掌的中间凹陷，圆圆的脚后跟比较硬，这都是为了方便走路。不过，走路时，我们不只会用到脚，还会用到腿，同时我们的身体要立起来，腰和后背也要伸展开。由此可见，要有正确的走姿得先有正确的站姿。

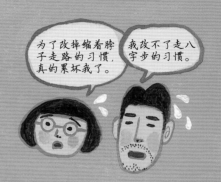

正确的走姿

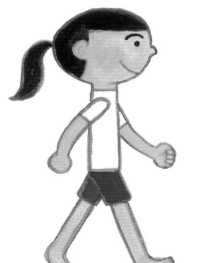

挺胸。

① 伸直腿，先让脚后跟着地。

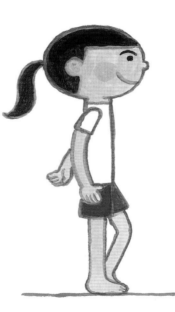

抬头。

② 整个脚掌踩地。

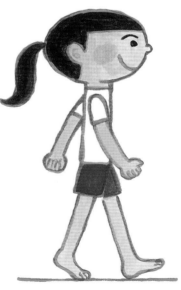

伸直手臂，勇敢地前后摇摆。

③ 用拇指根部顶一下地面再收脚。这时，后腿膝盖不要弯曲，腿要伸直。

矫正外八字步和内八字步

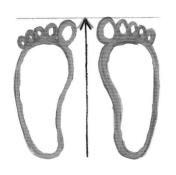

正确的姿势。

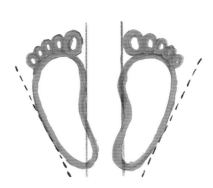

走路时，如果双脚的位置是这样的，那就是外八字步。

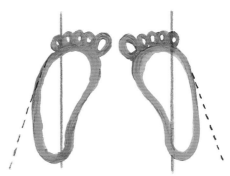

走路时，如果双脚的位置是这样的，那就是内八字步。

你可能不知道自己是怎么走路的。遇到这种情况时，你可以根据鞋子的磨损情况做出判断。

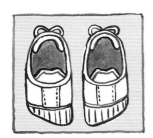

如果鞋子外侧磨得更严重，那就是外八字步。

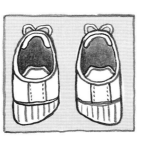

如果鞋子内侧磨得更严重，那就是内八字步。

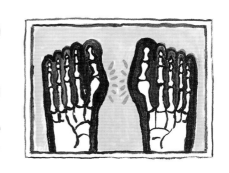

正因为走八字步的现象，我的脚才会出现这种畸形。

如果我们长时间以错误的姿势走路，我们的大腿肌肉和脚最终都会出现问题。外八字步和内八字步的形成与大腿的形状无关，但与我们平时走路的习惯有关，因此只要改正走路的习惯就行了。

走路时，我们要多加留意，尽量让自己走"11"字步。走路时，脚尖不由自主向外的人要努力将脚尖向里收，脚尖不由自主向里的人要努力将脚尖向外展。

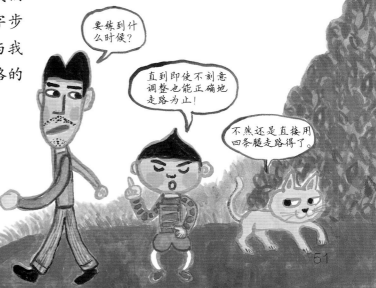

要练到什么时候？

直到即使不刻意调整也能正确地走路为止！

不然还是直接用四条腿走路得了。

正确的坐姿

怎样的坐姿才是正确的？那就是头、背、腰处在一条直线上。只有这样，我们的腰、背、脖子才不会感到不舒服。

坐在椅子上时

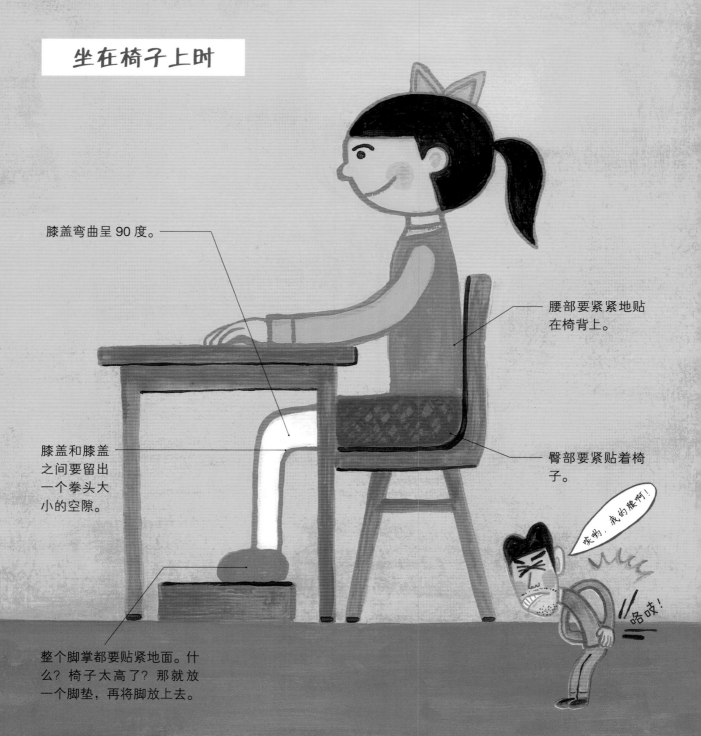

膝盖弯曲呈 90 度。

膝盖和膝盖之间要留出一个拳头大小的空隙。

整个脚掌都要贴紧地面。什么？椅子太高了？那就放一个脚垫，再将脚放上去。

腰部要紧紧地贴在椅背上。

臀部要紧贴着椅子。

不可以这样

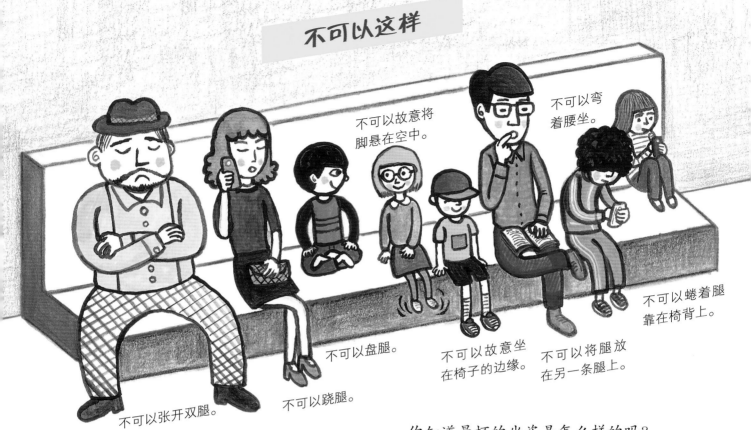

不可以故意将脚悬在空中。

不可以弯着腰坐。

不可以张开双腿。

不可以盘腿。

不可以跷腿。

不可以故意坐在椅子的边缘。

不可以将腿放在另一条腿上。

不可以蜷着腿靠在椅背上。

当椅子没有靠背时

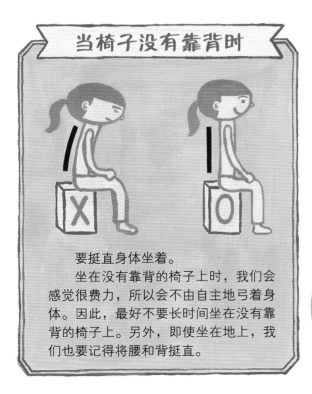

要挺直身体坐着。

坐在没有靠背的椅子上时，我们会感觉很费力，所以会不由自主地弓着身体。因此，最好不要长时间坐在没有靠背的椅子上。另外，即使坐在地上，我们也要记得将腰和背挺直。

你知道最坏的坐姿是怎么样的吗？那就是长时间坐着！

当我们坐着时，我们的上身和大腿会一直保持静止的状态，时间一长，我们的身体就会变得僵硬。大人们经常"哎哟哎哟"呻吟就是出于这种原因。因此，每当到了课间休息时间，我们就要站起来活动一下，或到教室外转悠一圈。总之，每坐 40 ~ 50 分钟，我们就要站起来活动一下！

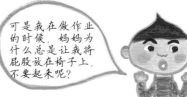

可是我在做作业的时候，妈妈为什么总是让我将屁股放在椅子上，不要起来呢？

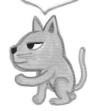

谁叫你写作业的时候每 5 分钟就要站起来一次。

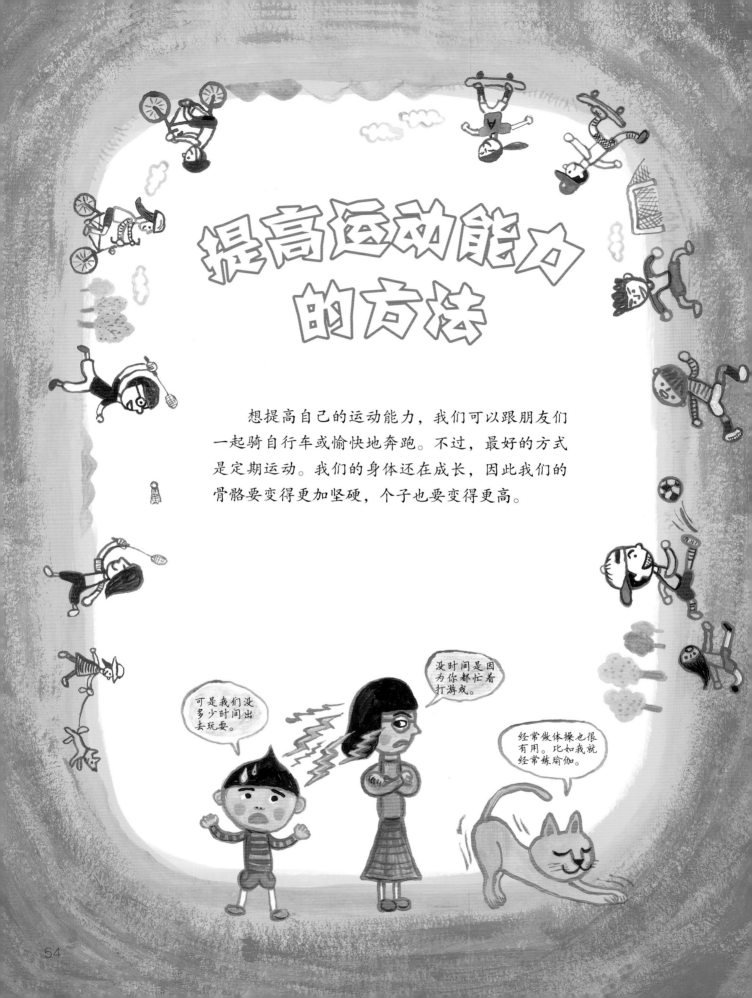

提高运动能力的方法

想提高自己的运动能力，我们可以跟朋友们一起骑自行车或愉快地奔跑。不过，最好的方式是定期运动。我们的身体还在成长，因此我们的骨骼要变得更加坚硬，个子也要变得更高。

没时间是因为你都忙着打游戏。

可是我们没多少时间出去玩耍。

经常做体操也很有用。比如我就经常练瑜伽。

适合运动的场所

在街道上运动太过危险，在胡同里运动又伸展不开，小区停车场里又不让玩，看来只有学校操场或小区休闲公园等地方最合适了。

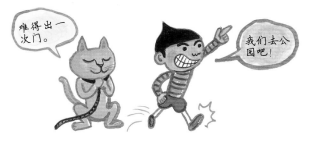

难得出一次门。

我们去公园吧！

运动前的伸展运动

什么都不做就直接奔跑，很容易让身体受伤，因此运动前我们要预热身体，稍微拉伸一下肌肉，让身体充分伸展。此外，运动结束后，最好也做一做伸展运动。

运动前需要准备的东西

运动服
选择易吸汗的棉 T 恤及棉运动裤。

运动鞋
最好选择大小合适、鞋底厚、材质柔和、重量轻的鞋子。穿着鞋底太薄的鞋子奔跑，很容易伤到骨骺生长板。

手绢
流汗时，可以用手绢擦汗。

水
运动时会流很多汗，所以需要经常补充水分。

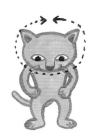

颈部运动
垂下头，从右侧开始慢慢地转动三圈，再从左侧开始慢慢地转动三圈。

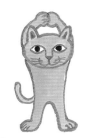

伸腰运动
两腿张开，与肩同宽，十指相扣，手臂伸直，举至头顶。重复数次。

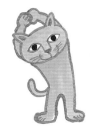

侧腰运动
十指相扣，举至头顶，身体和手臂向右侧倾斜三次，然后再向左侧倾斜三次。

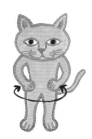

扭腰运动
两腿张开，与肩同宽，双手叉腰，缓缓地向右、向左扭动。

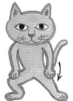

压腿运动
双腿分开，略比肩宽，右腿膝盖弯曲，左手按住左腿并向下按五次；换成左腿膝盖弯曲，再用右手按住右腿并向下按五次。

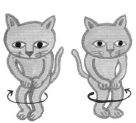

扭膝运动
双腿并拢，膝盖微微弯曲，双手扶着膝盖，左右各扭两圈。

腿部伸展运动
双腿分开，略比肩宽，伸直手臂，弯腰，用手触碰脚背。左右各做三次。

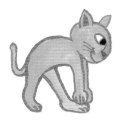

腰背运动
两腿张开，与肩同宽，缓缓弯腰，头和手臂尽量向地面靠拢，默数三个数后返回原位；双手托腰，身体向后弯曲，默数三个数后返回原位。

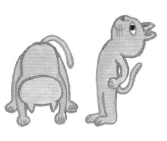

愉快地跑步

　　我研究过正确的跑步方法。认真跑步可以强健肌肉和骨骼，让我们的身体变得更强壮，让心脏和肺也变得更加健康。爸爸说身体变结实了，肚腩也会消失。

　　正确的跑步方法其实和正确的走姿并没有什么不同。

　　脚后跟先着地，整个脚掌踩着地面，然后用拇指根部顶地面。

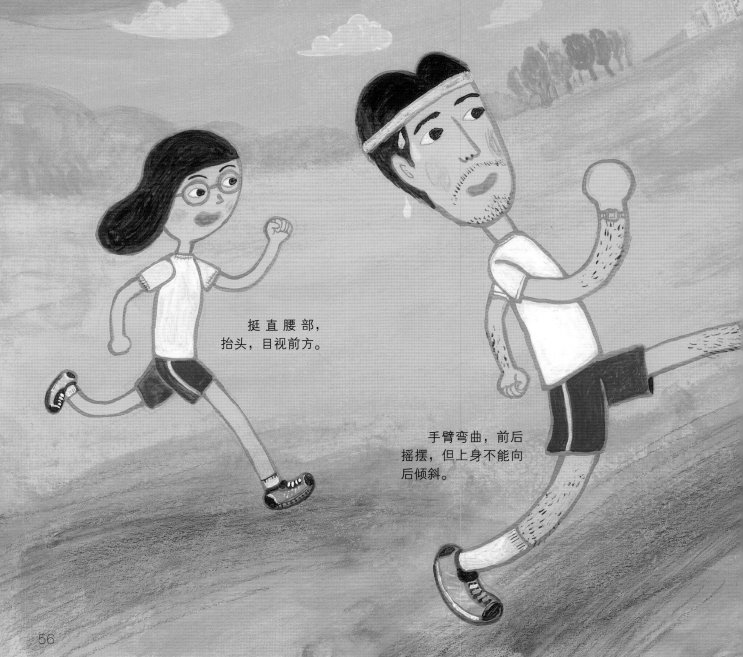

挺直腰部，抬头，目视前方。

手臂弯曲，前后摇摆，但上身不能向后倾斜。

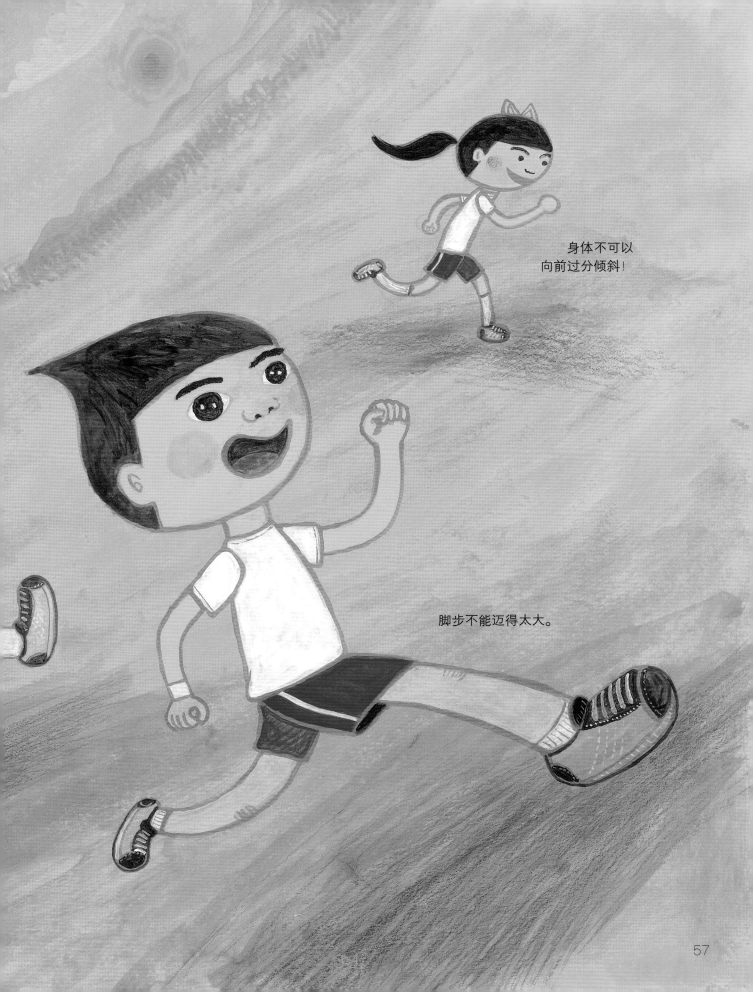

身体不可以
向前过分倾斜!

脚步不能迈得太大。

晚安，好梦

不知不觉，到了晚上。今天一天，为了玩耍、学习、吃饭、排泄，我们都辛苦了。手、脚、眼睛、鼻子、心脏、肝脏、嘴巴、肛门也都辛苦了。忙着聆听大家说的话、整理和发布指令的大脑也辛苦了。现在是大家睡觉的时间。对于大脑来说，睡觉非常重要。因为大脑不仅需要休息，还需要将今天发生过的事情整理一番。另外，睡觉的时候也是我们的个子噌噌往上长的时候。好了，大家晚安吧。

我的尾巴也辛苦了。

正确的睡姿

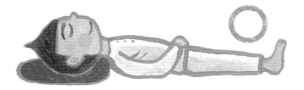 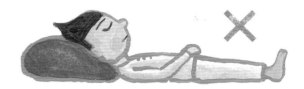

枕头不宜过高。高度合适的枕头能将脖子和头都撑起来。

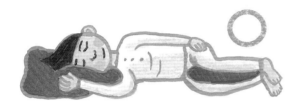 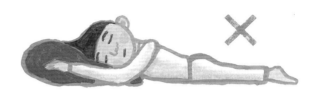

侧躺着睡时，最好将抱枕或其他枕头夹在双腿中间。

睡不着吗？那你应该这样

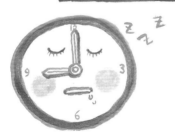
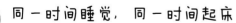

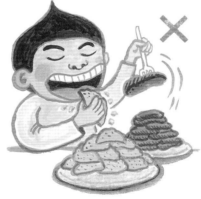

❶ 同一时间睡觉，同一时间起床

　　我说过我们的身体里也有"时钟"。如果每天都在同一时间睡觉，那么一到这个时候，我们就会犯困。

❸ 睡觉之前不要暴饮暴食

　　睡觉前吃得太撑的话，别说睡觉了，就连喘气都费劲。

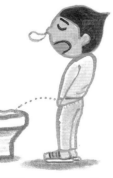

❷ 刷牙、小便

　　每天晚上九点刷牙、小便，一到这个时候，我们的身体就会觉得"哦，睡觉时间到了"。

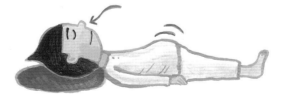

❹ 做深呼吸

　　慢慢吸气让肚子鼓起来，然后慢慢呼气，这样有助于睡眠。

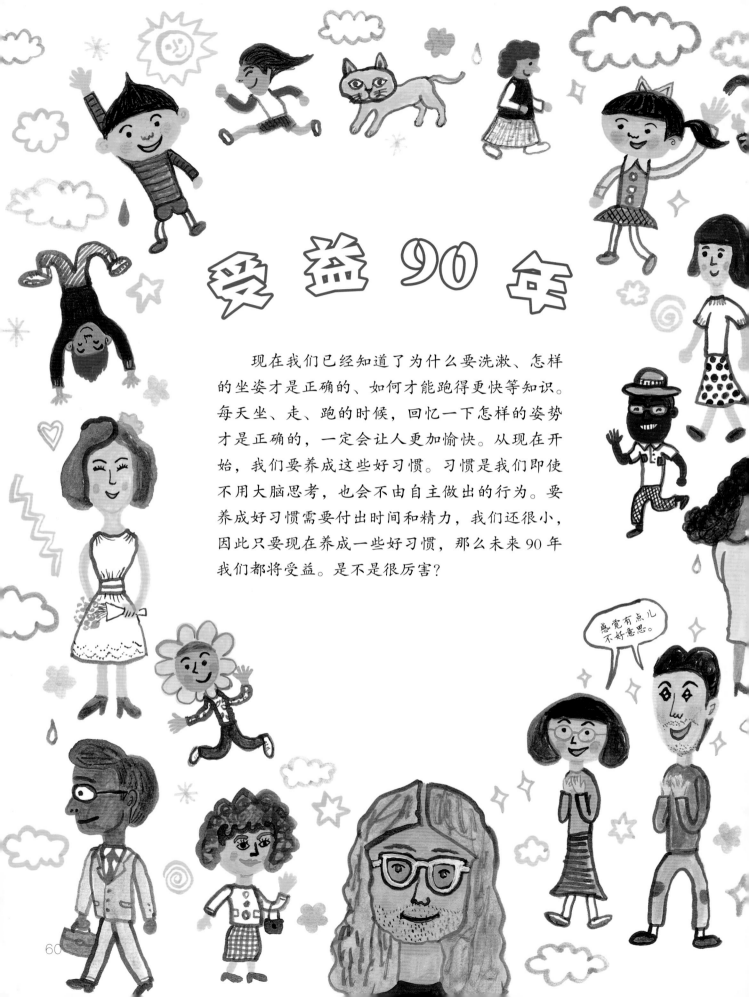

受益 90 年

现在我们已经知道了为什么要洗漱、怎样的坐姿才是正确的、如何才能跑得更快等知识。每天坐、走、跑的时候，回忆一下怎样的姿势才是正确的，一定会让人更加愉快。从现在开始，我们要养成这些好习惯。习惯是我们即使不用大脑思考，也会不由自主做出的行为。要养成好习惯需要付出时间和精力，我们还很小，因此只要现在养成一些好习惯，那么未来90年我们都将受益。是不是很厉害？

感觉有点儿不好意思。

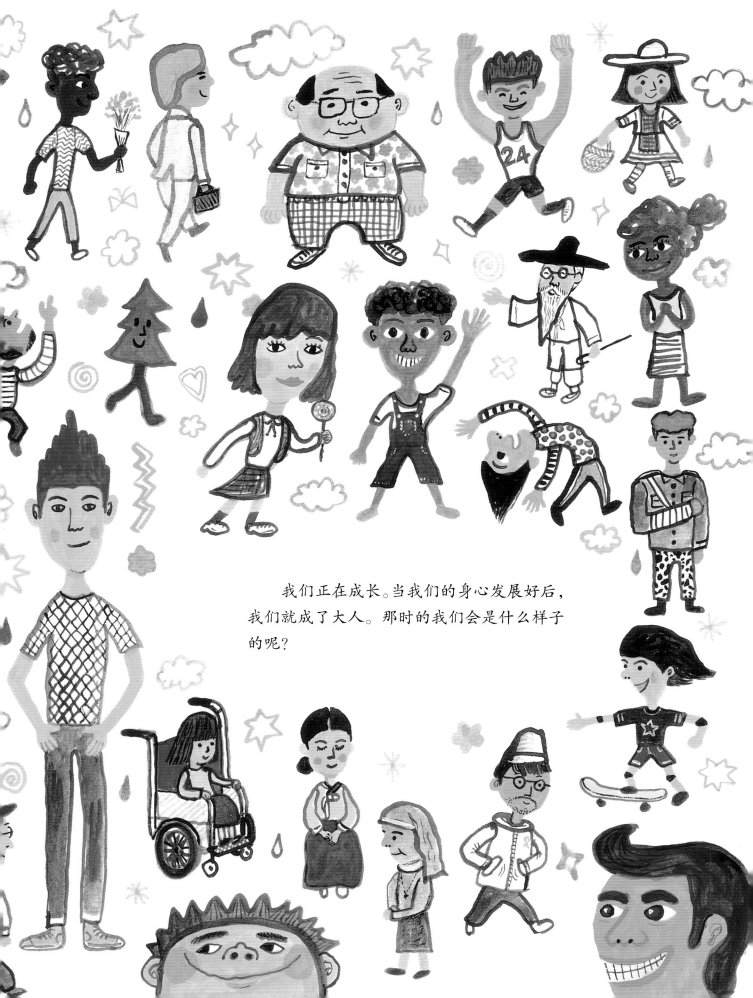

我们正在成长。当我们的身心发展好后，我们就成了大人。那时的我们会是什么样子的呢？

图书在版编目（CIP）数据

嘿！身体研究团 /（韩）全美敬著；（韩）洪基汉绘；千太阳译. — 杭州：浙江科学技术出版社，2021.6
（自信满满生活书）
ISBN 978-7-5341-9312-5

Ⅰ.①嘿… Ⅱ.①全… ②洪… ③千… Ⅲ.①生活–卫生习惯–儿童读物 Ⅳ.①R163–49

中国版本图书馆CIP数据核字（2020）第207213号

著作权合同登记号　图字：11-2018-565号

몸 잘 자라는 법
Text copyright © 2017, Jeon Mi Kyeong
Illustration copyright © 2017, Hong Ki Han
© GomGom
All Rights Reserved.
This Simplified Chinese edition was published by Zhejiang Science and
Technology Publishing House Co., Ltd. in 2021 by arrangement with
Sakyejul Publishing Ltd. through Imprima Korea & Qiantaiyang Cultural
Development (Beijing) Co., Ltd..

丛 书 名	自信满满生活书
书　　名	嘿！身体研究团
著　　者	［韩］全美敬
绘　　者	［韩］洪基汉
译　　者	千太阳

出版发行	浙江科学技术出版社
	杭州市体育场路347号　邮政编码：310006
	联系电话：0571-85062597
排　　版	杭州兴邦电子印务有限公司
印　　刷	浙江新华数码印务有限公司

开　　本	889×1194　1/16	印　张	4
字　　数	67 000		
版　　次	2021年6月第1版	印　次	2021年6月第1次印刷
书　　号	ISBN 978-7-5341-9312-5	定　价	39.80元

责任编辑　陈淑阳　　**责任美编**　金　晖
责任校对　马　融　　**责任印务**　田　文